AF330741

PRÉCIS D'HYDROLOGIE MÉDICALE

OU

LES EAUX MINÉRALES

DE LA FRANCE

DANS UN ORDRE ALPHABÉTIQUE

PAR LE DOCTEUR

ISIDORE BOURDON

Ancien Inspecteur d'un établissement thermal, membre de l'Académie
Impériale de médecine, auteur du *Guide aux Eaux minérales*, etc.

PARIS

<table>
<tr><td>J.-B. BAILLIÈRE et Fils</td><td>L. HACHETTE et Cⁱᵉ</td></tr>
<tr><td>19, RUE HAUTEFEUILLE, 19</td><td>14, RUE PIERRE—SARRAZIN, 14</td></tr>
</table>

1860

PRÉCIS

D'HYDROLOGIE MÉDICALE

TYP. GUIRAUDET ET FILS, 2, PLACE DE LA MAIRIE, A NEUILLY

PRÉCIS
D'HYDROLOGIE MÉDICALE

OU

LES EAUX MINÉRALES DE LA FRANCE

DANS UN ORDRE ALPHABÉTIQUE

PAR LE DOCTEUR

ISIDORE BOURDON

Ancien inspecteur d'un établissement thermal, membre de l'Académie
Impériale de médecine, auteur du *Guide aux Eaux minérales*, etc.

PARIS

J.-B. BAILLIÈRE et FILS | L. HACHETTE et Cⁱᵉ
19, RUE HAUTEFEUILLE, 19 | 14, RUE PIERRE-SARRAZIN, 14

1860

VUES PRÉLIMINAIRES

On appelle *Eau minérale* toute eau de source qui diffère manifestement de l'eau de source ordinaire, soit par la nature ou la proportion de ses principes salins, soit par les gaz quelconques qu'elle renferme, ou par sa température naturelle.

La température des eaux minérales varie extrêmement. Un grand nombre sont *froides*, n'ayant que de 10 à 12° cent., température des couches terrestres les plus superficielles, d'où elles sortent. D'autres, ayant sans doute un lit ou point de départ plus profond, ont de 12 à 20° cent. de chaleur. Elles sont fraîches à la main et presque tièdes.

Quand ces eaux ont naturellement une température à peu près égale ou supérieure à celle du corps humain, de 30 à 37° cent. et au-dessus, elles reçoivent et méritent le surnom de *thermales* (*calidæ* ou *calentes*). On donne même ce nom de thermales à des eaux qui ne sont que *tièdes*, comme celles de Bagnoles-Couterne (Orne), ou celles de Castéra-Verdusan (Gers), qui ont de 22 à 25° cent. Mais les nommer thermales, c'est déroger abusivement aux principes.

Depuis 9 à 12° cent. au-dessus de zéro jusqu'à 20 et quelques degrés, on trouve en beaucoup de contrées des eaux minérales de diverses températures. Le duc de Raguse en a vu en Egypte qui marquaient 88 ou 90° cent., et Louiche Desfontaines, à Bone, en Algérie, qui avaient 96°; donc elles étaient quasi bouillantes, à 4 degrés près.

Les observations de ce genre ont le pouvoir d'intéresser, non-seulement les médecins qui s'occupent d'hydrologie, mais encore les géologues, constamment à la recherche des signes du refroidissement progressif du globe terrestre, que des systèmes représentent comme originairement incandescent. Or, une preuve que ce refroidissement serait nul ou bien peu sensible, c'est cette source de 96 degrés de chaleur que le célèbre botaniste Desfontaines découvrit en Algérie à la fin du dix-huitième siècle. Si, comme il est probable, cette source existait du temps de César ou de Tibère, il y a dix-neuf à vingt siècles, cent ans avant notre ère ; si elle s'était refroidie même d'un seul degré tous les quatre ou cinq siècles, ce qui ferait à peine un refroidissement d'un quart de degré par siècle, à cette époque et antérieurement cette source aurait dû marquer au moins 100°, c'est-à-dire être bouillante et répandre au loin d'épaisses vapeurs, phénomène dont les savants contemporains, Pline ou avant lui Strabon, n'auraient pas manqué de rendre témoignage, de même que les voyageurs de ce siècle-ci ont eu soin de parler des geysers d'Islande, dont l'ébullition est manifeste, au moins en quelques-uns.

Si donc quelques eaux minérales ont paru perdre de leur chaleur ou varier de température d'un siècle ou d'une année à l'autre, c'était l'effet, non de la chaleur centrale, dont les variations d'ailleurs nous sont bien peu connues, mais tantôt du mélange accidentel de deux sources contiguës, ou d'une infiltration d'eaux douces, comme à de certaines sources de Plombières ; ou du voisinage d'un étang, comme à Balaruc; ou des dérivations estivales d'un glacier, comme dans les Vosges ; ou de combustions souterraines, comme aux étuves de Cransac ; et tantôt l'effet de l'ébullition d'un volcan peu éloigné, comme à Nunziante, près du Vésuve.

Toutes les sources d'espèce identique qui sourdent d'une même localité ont apparemment et vraisemblablement le même point de départ, le même réservoir central; et elles ont à ce point initial la même température. Mais toutes ne sortent de la terre qu'après un trajet très-inégal, et perdent de leur chaleur à mesure qu'elles s'éloignent davantage de leur origine : de là vient que les différentes sources d'un même lieu ont des températures fort diverses et quelquefois contrastantes; à peu près comme les pieds sont plus exposés au froid que la tête, bien que les pieds et la tête reçoivent la chaleur d'une même source, qui est le cœur. Cette inégalité de température est fort remarquable pour les soixante-trois sources d'Ax, dans l'Ariége, pour les quarante-huit sources de Bagnères de Bigorre, de même qu'aux sources de Vichy, de Plombières et de beaucoup d'autres lieux.

On a fréquemment nié que la chaleur des eaux fût d'une même nature que la chaleur provenant du soleil ou de nos foyers. On aurait voulu identifier la chaleur des eaux thermales à la chaleur animale ou organique, elle-même

tout à fait comparable à l'autre, quoique plus
mystérieuse dans sa source et sa production
physiologique. Un certain nombre de médecins,
à l'imitation de Mme de Sévigné, ont pensé que
la chaleur des eaux thermales ne brûlait pas
comme celle du feu, et que les eaux chaudes
ne refroidissaient et ne bouillaient pas selon les
mêmes lois que l'eau ordinaire. Il s'agit là d'un
préjugé, c'est-à-dire d'une opinion spontanée
contre laquelle la science a dû naturellement
s'insurger. Or, il n'a pas été difficile de prouver que de l'eau de puits ayant préalablement
acquis la même température qu'une eau thermale quelconque, étant portée au feu en même
temps que celle-ci, au même feu et dans des
vases identiques, n'entrait pas en ébullition
sensiblement avant elle, mais que les deux eaux
bouillaient au même moment.

Cependant, et quoique la chaleur soit de
même nature, bien que différente d'origine, on
comprend qu'une eau chargée et presque saturée de sels, comme l'eau de Salins, de Salies
ou de Hombourg, et surtout comme l'eau de mer,
on conçoit, dis-je, que cette eau très-saline doit
garder une partie de sa chaleur dans un état
comme latent, portion de calorique enchaînée
par la densité du fluide, et dont ne témoigne

qu'en partie le thermomètre, et qui ne profite qu'imparfaitement à l'ébullition. Une pareille eau ne devra donc pas bouillir exactement au même degré que l'eau ordinaire. Il faut bien qu'il en soit ainsi, puisque Berzélius a prouvé qu'au lieu de bouillir à 100° cent., comme l'eau potable, une dissolution saturée de sel marin ne bout qu'à 109°, et une dissolution saturée de nitre qu'à 115 degrés et une fraction.

Mais d'où viennent les eaux minérales? d'où tirent-elles leurs principes fixes? et quelques-unes, leurs gaz, leur chaleur?

De même que les fleuves et les rivières ont leurs sources au voisinage des montagnes, près des lieux où les eaux de pluie, l'eau des neiges fondues et des glaciers, ont trouvé à s'infiltrer à travers des terrains meubles ou par des fissures perméables, de même les eaux minérales sont dues à de pareilles infiltrations. Là où l'intérieur de la terre présente des cavités, de profondes cavernes, l'eau ainsi infiltrée s'amasse; elle s'y pénètre d'une chaleur plus ou moins grande, proportionnément à la profondeur souterraine de ces cavités formant réservoir. Rendue plus légère et plus dissolvante à raison de cette chaleur acquise, l'eau tend à s'élever et à se frayer une issue, pendant que de l'eau nouvelle et froide continue d'affluer par les premières fissures. Elle entre froide et pure d'un côté, tandis qu'elle sort thermale et chargée de sels d'un autre côté, dernier cours que l'autre entretient et provoque. Ce double mouvement continue de la sorte sans interruption et même sans irrégularité, si ce n'est quand il y a tremblement de terre, abondance trop grande de gaz acide carbonique, ou intervention d'un courant d'eau de mer ; conjonctures dans lesquelles il peut y avoir ou vague interruption de l'écoulement thermal, ou intermittence régulière, ou mouvement alternatif de flux et de reflux : ce qui n'est pas sans exemples.

L'eau minérale dans son trajet souterrain a dû se charger de nouveaux principes et revêtir des propriétés nouvelles. Imprégnée de sels, d'oxydes ou de pyrites, et entraînant avec elle l'air qu'elle rencontre dans son cours, ordinairement l'eau minérale dépouille cet air de son oxygène, isolant de lui l'azote, qu'elle charrie sans combinaison possible. Elle peut également entraîner soit du gaz acide carbonique, soit du gaz sulfureux ou de l'hydrogène, selon la nature du milieu où elle s'est trouvée conduite, pressée, agitée, condensée. Enfin elle se fait jour à l'extérieur par des conduits perméables, et alors on juge de sa composition et de sa chaleur.

Par la seule température de l'eau on peut juger de la profondeur du laboratoire où elle s'est amassée et élaborée. Et d'abord, ainsi que nous l'avons dit, l'eau, même minérale, n'a guère que 10° cent. à la surface du sol, et jusqu'à 30 mètres de profondeur cette température ne change pas. Il faut donc faire abstraction et des premiers 10° de chaleur, et des 30 premiers mètres du sol. L'eau souterraine acquiert ensuite autant de degrés centigrades, terme moyen, que son trajet dans le sol compte de fois 30 mètres. Commençant donc par 10 degrés de chaleur et par 30 mètres de profondeur, si l'eau marque 20 degrés, c'est qu'elle vient d'une profondeur de 330 m.; 30°, de 630 m.; 40°, de 930 m.; 50°, de 1,230 m. La source de Bone, mentionnée ci-dessus, qui marquait 96°, devait provenir d'une profondeur de 2,610 mètres. Les observations faites dans de profondes minières, ou pour les puits artésiens, etc., ont rendu ces résultats incontestables, sauf quelques variations locales qui se compensent ou peu s'en faut (1).

---

(1) M. Simon, de Berlin, a montré, dans un savant ouvrage par tableaux, quels changements apportaient à ce principe de certaines lignes isothermes qu'il a tracées avec soin,

Les eaux minérales, séjournant dans la terre
et s'y trouvant dans un très-intime contact avec
la plupart des substances salines et métalliques
qui constituent le sol, renferment elles-mêmes
pour ainsi dire un extrait de tous les éléments
de ce sol. Il en est d'elles comme du sang à
l'égard du corps humain : le sang contient par
extrait tous les éléments dont se composent les
organes. Tout subsiste à l'état d'atomes dans
les unes comme dans l'autre; et si l'on n'y constate que certains éléments, c'est que la chimie
est encore impuissante à les retrouver tous. A
mesure que se perfectionne la science des réactifs, on découvre quelque substance nouvelle
jusqu'alors introuvée. On ne rencontrait autrefois dans les eaux minérales que des principes
sulfureux, de l'acide carbonique, des sels à
base de soude, de magnésie et de chaux; du
fer, de la silice, etc.; mais dans ces derniers
temps, on y a facilement découvert un certain
nombre d'autres principes, tels que l'iode, le
brome, la strontiane, le nickel, l'acide crénique
et d'autres. Mais ce qui est bien plus intéres-
sant, c'est que M. Alphonse Dupasquier, chimiste de Lyon dont on déplore la perte, au
moyen d'un instrument aussi simple qu'ingénieux, est parvenu à mesurer sans analyse quelle

quantité de principes sulfureux contient une eau minérale ; que l'acide sulfhydrique soit libre ou à l'état de sel, le *sulfhydromètre* en désigne aussitôt la dose. On a de même trouvé dans les dernières vingt années, depuis que l'appareil de Marsh nous est connu, un principe arsénical dans un grand nombre d'eaux miné-- rales. M. Tripier (1) fut le premier à découvrir de l'arséniate de chaux dans les eaux d'Hamman – Mez -- Khoutine , et, depuis lors, MM. O. Henry, Walchner, A. Chevalier et Gobley surtout, Caventou et d'autres , ont retrouvé l'arsenic dans une multitude de sources, soit en France , soit en Allemagne, constatations que Thénard a postérieure-- ment rendues plus positives en fixant les doses de l'arsenic et en spécifiant ses combinaisons.

Les eaux minérales se divisent en quatre classes principales, savoir : 1° les eaux *sulfureuses* ; 2° les eaux *alcalines*; 3° les eaux *ferru-*

(1) Rapport et Instruction pour les médecins-inspecteurs des eaux minérales, présentés à l'Académie de médecine, au nom de la Commission des Eaux minérales, sur la demande du ministre de l'Agriculture et du Commerce, par M. Isidore Bourdon, rapporteur de cette Commission. *Bulletin de l'Académie impériale de médecine*, t. xiv, pag. 499-532 (année 1849).

gineuses; 4° les eaux *salines*. Celles que nous nommons *alcalines* sont fréquemment nommées *acidules* ou *gazeuses*, à cause du gaz acide carbonique qui s'y trouve quelquefois à grandes doses; mais comme ce gaz se retrouve aussi dans d'autres eaux, en particulier dans quelques eaux ferrugineuses et même dans des eaux salines, cette dénomination de gazeuses nous a paru pouvoir exposer à des confusions et des erreurs.

1° Les eaux *sulfureuses*, les vraies eaux sulfureuses, dont celles des Pyrénées offrent le meilleur type, sont presque toutes thermales, abondantes, voisines des plus hautes montagnes, et composent à elles seules la richesse d'une contrée ordinairement déserte et stérile aux environs des sources. Ces eaux pour la plupart sont limpides, incolores, d'une saveur fade et nauséeuse, et presque inodores, ne laissant dégager une odeur hydrosulfureuse qu'après avoir subi le contact de l'air, qui les décompose. Douces au toucher, et comme oléagineuses, ces eaux puissantes contiennent en suspension des flocons blanchâtres d'une matière comme animale, qui a reçu les noms de *glairine* (Anglada) ou de *barégine* (Longchamp). On y trouve aussi des conferves, entre autres la sulfuraire

(Fontan) (1). Elles renferment, pour principes essentiels, du sulfure de soude, différents sels à base de soude ou de magnésie, et du gaz azote.

Il existe en beaucoup de lieux des eaux équivoques qui portent le nom de sulfureuses, sans avoir les caractères tranchés et les vertus des sulfureuses véritables. Ce sont des eaux jadis sulfureuses que le contact de l'air et un mauvais aménagement ont altérées, et qui ne renferment que quelques débris dégénérés des principes qui caractérisent leur espèce. On admet même des eaux sulfureuses *accidentelles*; celles-ci résultent tout simplement du contact prolongé d'une eau quelconque avec un corps organique, à quelque règne qu'il ait appartenu. Les eaux de Louëche en offrent un curieux exemple, elles dont l'apparente sulfuration est toujours proportionnée au nombre des baigneurs groupés dans leurs piscines. Il n'y a pas longtemps qu'un propriétaire de la rue de Vendôme crut trouver sous les fondements de son hôtel une source sulfureuse importante. Il dépensa des

---

(1) Rapport présenté à l'Académie de médecine au nom d'une Commission, *sur la barégine, la glairine et la viridine des eaux minérales* (à l'occasion d'un mémoire de M. le Dᵣ Aulagnier), par M. Isidore Bourdon. *Bulletin de l'Académie de médecine*, t. XXII, pages 1226-46.

sommes considérables pour creuser le sol, pour pomper l'eau, la capter, l'analyser, la comparer. Déjà même il avait fait dresser le plan d'un splendide palais thermal qui devait s'élever sur le boulevard du Temple. Mais à quelques jours de là on découvrit que cette eau sulfureuse avait sa source vers les gypses odorants de Montfaucon. Plus les eaux sulfureuses ont d'odeur, plus on doit en suspecter l'origine et douter de leurs vertus. L'eau de la rue Vendôme provenait d'une voirie.

Nous devons dire qu'il y a de ces eaux accidentelles dont l'usage peut devenir extrêmement dangereux. Il existait dans le département des Deux-Sèvres une eau minérale, froide, saline, et fort insignifiante, mais dont l'ancienne réputation se fondait sur la flatteuse mention qu'en avait faite, il y a un siècle, un des plus obscurs médecins de Louis XV. On avait à peu près abandonné ces eaux; mais du moment qu'on y lava la lessive et qu'on y savonna du linge, elles prirent de l'odeur et passèrent pour sulfureuses. Quinze à vingt personnes s'y rendirent pour boire à la source de l'eau prétendue sulfureuse. Dans l'espace de quelques jours, trois de ces personnes avaient perdu la vie presque subitement, dans des douleurs atroces, et de manière à effrayer la contrée, car le coup porta sur trois fonctionnaires : le maire de la ville de Parthenay, le président du tribunal de Bressuire, l'ingénieur en chef du département de la Vienne... L'inspecteur de ces eaux concluait de cette catastrophe, non pas qu'elles fussent dangereuses, mais qu'elles ont des vertus très-expresses. Le fait est qu'on ne dira pas d'elles que si elles ne font pas de bien, elles ne font du moins aucun mal. Cela se passait en 1828.

Les eaux sulfureuses sont principalement employées dans les maladies de la peau, les bronchites et catarrhes chroniques, les plaies et caries anciennes, dans les scrofules et les anciens rhumatismes.

2° Les *eaux alcalines*, quant à elles, sont répandues en beaucoup de lieux, mais elles ne sont nulle part plus abondantes et plus nombreuses que dans l'Auvergne et le Bourbonnais, dans les départements du Puy-de-Dôme et de l'Allier. Vichy, Cusset, le Mont-Dore et Royat en sont des types. Ces eaux contiennent des bicarbonates alcalins, parfois des bicarbonates où la soude s'unit à la chaux et à des chlorures, souvent aussi du carbonate crénaté de fer. Plusieurs composent une boisson agréable et rafraîchissante, calment la soif et réveillent l'appétit. On les conseille dans les engorgements des viscères, dans l'hypocondrie, dans la gravelle, de même que dans la goutte atonique et la gastralgie. Toutefois, les gens sanguins doivent en surveiller et modérer l'usage. A Vichy et à Vals, les bicarbonates sont si abondants, que les humeurs, et surtout l'urine, deviennent alcalines dès qu'on en fait usage, chaque glande sécrétoire concourant à son évasion et l'unissant à ses produits.

3° Les eaux *ferrugineuses* sont les plus répandues; on en trouve dans toutes les contrés. Ordinairement froides, souvent limpides, rouillées et comme irisées à la surface, ocreuses dans la profondeur, floconneuses au milieu, elles laissent des traînées rouges et jaunes partout où elles coulent. Styptiques à divers degrés, selon la dose du fer, elles laissent dans la bouche une saveur métallique, qui saisit désagréablement le palais. L'odeur ferrugineuse en est souvent très-pénétrante, mais surtout quand le temps est orageux, lorque l'électricité est abondante : alors cette odeur devient comme sulfureuse; et cela paraît « dû au grand nombre d'agents qui, modifiant le fer partout où ils le rencontrent, font de chaque atome de ce métal comme un foyer perpétuel de combinaisons et d'échanges » (1). Les eaux ferrugineuses proviennent des terrains de transition; et, quoique fort nombreuses, elles sont plus isolées que celles des deux classes précédentes. On ne les voit guère, si ce n'est à Spa, se diviser en sources diverses qui s'avoisinent. Ces eaux sont toniques : elles resserrent les tissus, stimulent l'action languissante de l'estomac, communiquent au pouls plus d'énergie et plus d'ampleur, et disposent aux hémorrhagies. Elles fondent ou du moins atténuent les engorgements glanduleux ; elles constipent le ventre et amaigrissent le corps : elles conviennent aux tempéraments lymphatiques, aux personnes indolentes, aux scrofuleux. On les emploie souvent pour régulariser les menstrues, tantôt pour les faire paraître, et tantôt pour en modérer le cours ou le suspendre. Elles produisent, sans contradiction, les deux effets opposés : modératrices du cours du sang, si la rapidité en est passivement excessive; et l'accélérant, au contraire, s'il se ralentit et paraît languir. Ces eaux, sauf quelques exceptions, ne peuvent être transportées sans dommage, tant le contact de l'air et le mouvement

(1) *Guide aux Eaux minérales*, etc., par Isid. Bourdon.

les altère. Elles se *tuent* comme le cidre, et leurs sels se précipitent.

4° Les *eaux salines* forment une dernière classe pour ainsi dire négative. Cette classe se compose d'un grand nombre d'eaux, la plupart fort connues, qui n'ont entre elles que des analogies secondaires, mais dont aucune n'aurait pu entrer dans les trois autres classes. Toutefois la plupart sont thermales et salées, comme celles de Bourbonne, de Balaruc, etc. Elles participent en même temps, et des eaux sulfureuses par leur température, et de l'eau de mer par la composition et la saveur; ce qui a fait inférer que peut-être il existe des communications souterraines et mystérieuses entre la mer, ou les volcans, et ces sources diversement salines. Le fait est qu'un certain nombre renferment de grandes quantités de sel marin et de l'iode, ainsi que l'eau de mer elle-même en contient. On trouve dans ces eaux, non-seulement plusieurs sels de soude, mais des sels à base de magnésie et de chaux. Quelques-unes sont purgatives et froides, comme celles d'Epsom, de Sedlitz et de Pullna; mais d'autres, également purgatives, sont néanmoins thermales, comme celles de Carlsbad, de Balaruc, de Nieder-Bronn, etc. Plusieurs, comme Plombières et

Bains, renferment un principe onctueux comparable à la barégine des eaux sulfureuses. Il est quelques eaux salines thermales où l'on constate de si faibles doses de principes salins, qu'on se voit forcé d'attribuer leurs vertus presque uniquement à leur température. Le calorique, au reste, est pour beaucoup dans les propriétés excitantes et efficaces de toute eau thermale, quelle qu'en soit la composition. Sans la chaleur, les principes salins des eaux pénétreraient difficilement jusqu'à la trame des organes ; et ceux-ci ne ressentiraient pas ce bien-être et cette sorte de quiétude qui fait, de l'heure du bain minéral, une heure si désirée et souvent si bienfaisante.

Cependant, si les eaux salines ne sont pas identiques pour la composition, elles ne sont pas sans analogie pour leurs propriétés médicinales. La plupart sont employées utilement dans les engourdissements et les paralysies, dans les rhumatismes et les douleurs, et même contre les engorgements scrofuleux, les tumeurs blanches, etc.

On aurait tort d'augurer toujours des vertus d'une eau minérale d'après la somme des principes salins que la chimie a pu y constater. Les sources de Bonnes, beaucoup plus faibles et

moins chaudes que la plupart de celles de
Luchon et de Cauterets, ont souvent obtenu
pour de certains maux, des résultats plus heureux. L'eau de Balaruc contient quarante fois
plus de sels que l'eau de Plombières ; mais
n'en attendons pas des effets quarante fois plus
favorables. C'est fréquemment l'inverse. A Aix
en Provence, on préfère la source de Sextius,
il est vrai plus chaude, mais plus faible que la
seconde source (la source Barret) ; à celle-ci l'on
guérit moins. L'eau de Passy renferme beaucoup plus de fer que les sources de Forges-
en-Bray, qui comptent toutefois plus de cures
heureuses. La somme des principes minéralisateurs n'a vraiment toute son importance que
pour les eaux alcalines, dans lesquelles tout sans
doute n'est pas absorbé, mais où tout agit sans
blesser, sans agiter. En général, une eau mo-
dérément chargée de sels a beaucoup plus de
chances de s'insinuer dans les organes et de se
mêler aux humeurs en les modifiant, qu'une eau
plus forte et plus blessante, qui passe et défile
souvent sans agir ni s'assimiler.

Nous n'insisterons pas ici sur les vertus spéciales de certaines eaux, puisqu'il n'est pas de
source française un peu importante qui n'ait
son article dans ce volume : nous dirons seule-

ment dès à présent que si les sources d'une même localité ont toutes des vertus analogues, cependant et presque toujours chacune d'elles a des destinations particulières, des effets plus spéciaux. C'est ainsi qu'à Cauterets, où l'on compte douze sources, il y en a une qui convient surtout aux maladies de poitrine, une qui ne s'applique qu'aux gastralgies, une aux maux d'yeux, une aux dartres ; etc. — Quoi qu'en puissent penser des médecins rigoristes et sceptiques, il existe en France telle source qui n'est conseillée qu'à des malades atteints d'un cancer, telle autre où l'on n'envoie que des paraplégiques, telles autres qu'on prescrit à des asthmatiques, telle autre qu'on n'indique qu'à des calculeux; il y en a de même pour la stérilité, pour les maladies de l'utérus, pour les gales rentrées et même pour des affections latentes, que certaines eaux thermales rendent manifestes. Il sera question à l'article Louëche (en Suisse), de ces eaux chaudes et boueuses, où des malades passent la moitié des jours, plongés et comme infusés dans de vastes piscines, au milieu desquelles on travaille, on s'amuse, on converse comme dans un salon, et d'où quelquefois on sort guéri ou près d'être guéri. La poussée est une espèce d'éruption, escortée de sueurs, dont de pareilles baignées toujours progressives, toujours graduelles, sont ordinairement suivies.

On a beaucoup parlé des bains clos et vaporeux qu'on avait organisés au Vernet pour toutes les saisons. Mais, outre qu'on trouve à La Malou, à Amélie-les-Bains, et même à Cambo, et ailleurs encore des bains d'hiver, surtout à Tivoli et aux Néothermes, on ne voit pas que l'amiral Roussin et Ibrahim-Pacha aient retiré de grands avantages de ces bains du Vernet, où leur savant fondateur lui-même évitait d'aller quand il était sérieusement malade. Et quant aux bains de vaporisation ou d'inhalation dont le Vernet a été le premier à donner l'exemple, on en trouve aujourd'hui dans dix établissements thermaux, notamment à Allevard, à Royat, à Bagnères, à Pierrefonds, près de Compiègne ; à Arles-les-Bains, à Cauterets, au Mont-Dore, etc.

Il y a dans les eaux minérales, sous quelque forme qu'on en fasse usage, d'abord le premier effet, causé par le contact bienfaisant d'un liquide chaud ; il y a ensuite un effet et plus profond et plus durable, effet comme dynamique et vraiment physiologique, qui provient de l'absorption des principes virtuels du liquide minéral.

Ce ne sont pas les riches désœuvrés et les citadins opulents qui retirent le plus de bénéfice des eaux. Ils ont trop l'habitude des choses sensuelles pour ressentir les effets favorables d'un traitement thermal, toujours peu efficace en des gens blasés ou peu dociles au régime prescrit. Mais les personnes accoutumées à la modération, à la sobriété, sont celles qui éprouvent le plus visiblement l'influence salutaire des eaux minérales. Quels effets voudrait-on qu'eussent les eaux, quand elles entrent en concurrence avec des vins généreux, avec le thé, le café, des liqueurs ? Aussi l'administration de l'assistance publique a-t-elle agi sagement en s'appliquant à rendre les établissements thermaux accessibles aux malades de la campagne et aux indigents des villes.

Pour profiter et bien juger des bons effets des eaux, c'est aux sources mêmes qu'il faut les aller prendre. Hors de là, elles sont altérées, et quelquefois mal imitées, ou même substituées. On distribuait à Paris, il y a quelques années, des eaux froides et secondaires (nous éviterons d'en dire le nom), pour des Eaux-Bonnes, dont elles portaient l'étiquette. C'est aux sources mêmes que les Anglais vont prendre les eaux : nous en avons vu à Bath

qui, deux fois la semaine, faisaient le voyage
de Londres (300 kilomètres), uniquement pour
boire à cette source célèbre trois ou quatre
verres d'eau saline tiède et un peu louche, à
three pence le verre. Il est vrai que c'est ici le
cas de répéter leur proverbe : *no penny, no
pater-noster.*

   A l'égard des eaux artificielles, il est peu
d'eaux naturelles que la chimie puisse imiter
utilement et de manière à faire illusion : il n'y
a d'exception véritable que pour les eaux purgatives froides de l'Allemagne, ainsi que pour
les eaux gazeuses et alcalines, dont la chimie
a le merveilleux secret. Les eaux gazeuses
principalement sont le triomphe de la science et
de l'art; car la chimie peut faire des eaux beaucoup plus gazeuses que ne les fait la nature.
Mais des eaux qui ne seront jamais suffisamment imitées, ce sont les eaux sulfureuses.

   Quelques médecins sont convaincus que les
eaux minérales continuent d'agir plusieurs semaines ou même des mois après qu'on les a
prises. D'autres pensent que cette opinion est
illusoire. En effet, sous quelque forme qu'on
les administre, en bains, douches, piscines,
en breuvage ou en aspiration, la plupart des
eaux suscitent dans l'organisme une excitation

inflammatoire et même fébrile que ressentent principalement les organes souffrants. On comprend que si un malade quitte les eaux sous l'impression encore subsistante de cette fièvre thermale, il éprouvera naturellement un mieux progressif au fur et à mesure que se dissipe cette excitation générale due au traitement lui-même. Il ne serait donc pas judicieux de voir en cela une guérison consécutive ; c'est tout simplement un retour à cet état d'équilibre normal que l'action des eaux avait outrepassé.

Certes, il n'est pas douteux que les eaux minérales guérissent fréquemment. On peut toutefois demander si ces guérisons seront solides, si elles seront durables. Mais comment auraient-elles de la stabilité, si à leur retour les malades n'opposent aucune fermeté à de nuisibles habitudes, causes premières de leurs maux (1).

(1) Sauf quelques corrections, suppressions et additions, ces vues préliminaires sur les eaux minérales ont été extraites du *Dictionnaire de la conversation*, où l'auteur les avait insérées (16 vol. in-4°, 2° édition, Didot frères et fils).

L'auteur n'a agi de la sorte qu'avec l'assentiment de M. Ambroise-Firmin Didot, propriétaire de ce grand ouvrage.

PRÉCIS

D'HYDROLOGIE MÉDICALE

Absac *(Charente). A 8 kilomètres de Confolens.*

Sources salines froides, qui coulent sur les bords de la
Vienne.

Principalement chlorurées, ces eaux contiennent par
litre au-delà de trois grammes de sels (3 gr. 20), dont le
chlorure de soude, à lui seul, compose les deux tiers
(2.30 c.). Ces eaux passent pour fondantes et résolutives.
== Elles sont conseillées dans quelques affections topiques,
en particulier dans les coxalgies, les entorses ; on les
chauffe artificiellement. A Absac, on prend aussi des bains
de boues, comme à Dax, à Bourbonne et à Saint-Amand.
Ce qui manque aux sources d'Absac, c'est la thermalité
naturelle.

On a coutume de parler d'Absac et d'Availles comme

si ces deux stations hydrologiques n'en faisaient qu'une;
le fait est que les sources minérales des deux localités sont
d'une nature analogue et qu'elles ont un même inspecteur;
mais Absac est dans la Charente, et Availles dans la
Vienne.

Aix en Provence *(Bouches-du-Rhône). A* 82 *kilomètres*
de Marseille.

Aix possède deux sources d'eaux salines, dont une,
plus thermale que l'autre (35° c.), porte le nom de
source Sextius. — La 2ᵉ source, ou *source Barret*, est à
peine tiède (20° c.).

La source Sextius, la plus anciennement connue, était
jadis plus abondante, plus célèbre et plus fréquentée que
de nos jours. Ce fut à son intention que fut construit, en
1703, l'établissement qui lui est encore consacré. On
pense que la source froide de Barret lui a nui, en détournant une partie de la nappe d'eau qui autrefois n'alimen-
tait qu'elle. — L'eau d'Aix est peu minéralisée. La source
Barret, qui est la plus forte ou la plus riche en fait de
chlorure, de carbonates et de sulfates, ne contient par
litre qu'un demi-gramme (10 grains) de sels différents;
tandis que la source Sextius renferme à peine moitié des
mêmes ingrédients salins (0.23, environ cinq grains), et
pourtant cette dernière, malgré sa faiblesse, est de beaucoup la plus recherchée et la plus efficace; preuve acquise
qu'on ne doit pas juger des vertus d'une eau minérale
uniquement d'après la somme de ses principes fixes. Peut-
être aussi est-ce la preuve qu'en de pareilles eaux, c'est
moins sur les sels qu'il faut compter que sur la chaleur
inhérente au liquide. Il faut remarquer d'ailleurs que si la

source Sextius contient moins de sels que la source Barret,
au moins est-elle plus riche qu'elle en sels de soude, qui
sont les plus virtuels. En sorte que l'excédent d'éléments
salins que renferme la source Barret se compose de sels
magnésiens et calcaires, qui ont le moins d'efficacité.
Quoique purgative , cette source est à peu près délaissée.

— Les eaux d'Aix (source de Sextius) sont principalement
fréquentées par les femmes. Elles ont approchant les
mêmes vertus que celles de Bagnères de Bigorre et celles
de Bourbon. Leur principale clientèle se compose de malades atteintes d'affections utérines.

Sur 68 maladies que mentionnait le respectable et excellent docteur Arnaud, dans son dernier rapport sur les eaux
d'Aix en Provence, 30 étaient des rhumatismes, 22 des
engorgements passifs du col utérin, 16 des maladies de
la peau, ce qui donne la mesure assez exacte du genre
et du degré de confiance que les médecins du Midi accordent aux eaux d'Aix. — 22 de ces 68 malades ont
guéri, ce qui est beaucoup, et 40 ont été soulagés.

On y traite aussi, non sans succès, des névroses gastriques, de même que de fausses ankyloses succédant à
des blessures, plutôt que celles qui tiendraient à la scrofule. On y a vu guérir des psoriasis; mais on prescrivait,
en même temps que les eaux, la liqueur de Fowler. Des
affections larvées d'un autre genre y ont obtenu la guérison;
mais il faut dire qu'on employait concurremment avec
les eaux l'iodure de potassium et quelquefois le mercure.

L'établissement thermal est bâti au nord-ouest de la
ville, près des remparts, en sorte qu'il reçoit directement
le vent mistral qui assainit le corps, assérène le ciel et
l'esprit. Ce vent fortifie les faibles, la chose est avérée.
On voit à Aix un bon nombre de vieillards, preuve con-

vaincante de la salubrité du climat. — Près de l'établisment passent les routes de Grenoble et de Marseille ; et il a pour voisinage un boulevard et un jardin public, celui-ci peu digne d'une ville où Tournefort reçut le jour. Les logements, d'ailleurs fort convenables, ne peuvent recevoir au-delà de 18 personnes. — Le docteur Lallemand, de Montpellier, avait coutume d'envoyer aux eaux d'Aix en Provence les affections commençantes de l'utérus pour lesquelles il était consulté. — Toutefois, on va rendre ces eaux plus actives, en ajoutant à chaque bain un dixième d'*eaux-mères*, comme à Salins.

Alet (*dans l'Aude), à 8 kilomètres de Limoux.*

Alet a trois sources, dont deux sont sulfureuses et tièdes. L'autre, qui est ferrugineuse, est tout à fait froide.

= On fréquente ces eaux pour les maladies de la peau, pour l'atonie musculaire et la paralysie de cause ou externe ou rhumatismale.

Les sources sulfureuses ne renferment que des sulfates, avec environ 0.02 centigrammes par litre d'acide sulfhydrique.

La source ferrugineuse, très-peu minéralisée, ne contient par litre d'eau que deux centigr. (0.02) d'oxyde de fer (sesquioxyde)

Les Romains fréquentaient assiduement ces sources, près desquelles ils avaient élevé un temple à Diane. Ces eaux sont en effet peu stimulantes. Toujours est-il qu'elles ont dans ce moment à Paris une sorte de vogue.

Le chimiste de l'Académie ayant trouvé dans les eaux d'Alet un sel phosphaté, ce fait inattendu a persuadé quo les eaux d'Alet n'étaient pas appréciées à toute leur valeur; qu'il était au moins vraisemblable qu'elles réussiraient dans la convalescence des grandes maladies, contre la gastralgie, la dyspepsie, la migraine, les névroses, les pâles couleurs, et même dans la phthisie pulmonaire, à laquelle un docteur anglais oppose systématiquement et avec succès des médicaments phosphorés. Souhaitons que des faits avérés justifient de telles espérances!

Alise-Ste-Reine *(Côte-d'Or), à quelques kilomètres de Semur et de Beaune.*

C'est une eau saline et ferrugineuse des plus faibles, des plus légères, et que les Cordeliers, ses anciens propriétaires, ont longtemps distribuée et vantée pour les digestions lentes et les maux d'estomac. Le médecin Jean Barbuat, qui a écrit sur les eaux de Ste-Reine, les a conseillées dans certaines affections cachées (1661). Mais on les a surtout prescrites dans les maladies de la peau. On a curieusement extrait des registres du couvent des Cordeliers les noms des personnages de cour auxquelles ces eaux étaient expédiées sous Louis XIV et Louis XV.

Il est question de ces eaux dans le *Mercure de France*, août 1758 (page 124). C'est à Alise que Vercingétorix fut vaincu par Jules César, et que la Gaule fut définitivement asservie.

Allevard *(Isère), à 40 kilomètres de Grenoble.*

Source sulfureuse et iodurée, à laquelle on a consacré un bel établissement thermal.

L'eau d'Allevard, naturellement froide, chauffée médiatement par la vapeur, et de manière à ce qu'aucun de ses principes, salins ou autres, ne puisse se perdre ou s'altérer. — Cette eau renferme par litre deux grammes et plus (2 g. 24 c.) de chlorures, sulfates et carbonates, parmi lesquels il en est de sodiques. On y a de même constaté les acides sulfhydrique, silicique et carbonique.

A Allevard, on prend des bains, on boit l'eau froide ou tiédie, on reçoit des douches, et outre cela on peut aspirer l'eau, qu'un appareil fort ingénieux réduit en vapeur, dans des *salles* dites d'*inhalation*. Chacun de ces moyens (boisson, bains, douches, aspirations) prévaut sur les autres, selon les besoins de la cure et l'avis du médecin. — On prend même à Allevard des bains de petit-lait chauffé industrieusement, petit-lait que fournissent, dans la montagne voisine, environ 2,000 vaches, dont le lait même est utilisé dans de vastes fromageries. Imités de ceux de la Suisse, ces bains de petit-lait sont employés dans des affections nerveuses, comme aussi dans les maladies irritatives de la peau. Ils calment du moins, s'ils ne guérissent.

— L'eau d'Allevard convient dans les maladies de la peau et celles de la poitrine et de la gorge, mais seulement quand a pris fin la période aiguë. On ne doit y recourir que pour des affections chroniques et non fébriles. Tout malade qui sentirait le soir des retours de chaleur à la paume des mains et à la plante des pieds doit rigoureusement s'en abstenir, s'il ne veut aggraver son état et risquer sa vie.

Les salles d'inhalation sont quelquefois favorables dans les toux catarrhales, les bronchites, et pour l'asthme humide. Cependant, ce serait exagérer l'opinion qu'on doit prendre de leurs effets, que de leur attribuer la puissance de guérir la phthisie même, je veux dire celle que caractérisent des tubercules.

Ces eaux ont parfois provoqué la *poussée*, comme celles de Louëche. Mais ces légères éruptions ne motivent ni des appréhensions, ni beaucoup d'espérances. Elles démontrent souvent l'effet de la chaleur, plutôt encore que l'action propre des eaux.

La source d'Allevard n'est bien connne que depuis quelques années. On l'appelait *Fontaine Noire* il y a 25 à 30 ans. C'est Alphonse Dupasquier qui l'a analysée et fait connaître, en publiant sur cette source de 2ᵉ ordre un gros volume plein d'intérêt. Ce fut même à l'occasion d'Allevard que cet excellent chimiste, mort jeune après des travaux qui l'avaient épuisé et rendu phthisique, inventa cet instrument ingénieux dont tant de personnes, depuis lui, ont usé jusqu'à l'abus et jusqu'à l'erreur. Il faut craindre en effet que l'emploi trop fréquent et quelquefois peu réfléchi du *sulfhydromètre* n'ait plus d'une fois dissuadé d'analyses rigoureuses, les seules qui méritent confiance entière.

Amélie-les-Bains *(Pyrénées Orientales), à 3 kilomètres d'Arles-sur-Tech, et à 9 kilomètres de Céret.*

Ces eaux célèbres, dont le docteur Pujade est à la fois le directeur, et en partie le propriétaire, étaient nommées précédemment *Bains près d'Arles.*

Là se trouvent 14 sources sulfureuses chaudes. L'une d'elles, la grande source, fournit à elle seule, en 24 heures, environ dix mille hectolitres d'eau (1,000,000 de litres), Elle a été achetée par le gouvernement, qui a créé près d'elle un établissement thermal pour 600 militaires. M. Pujade possède 12 autres sources. — Bains, piscines, douches de toute espèce, y compris la douche écossaise; bassin de natation, où 12 malades à la fois peuvent s'exercer; salle d'inhalations vaporeuses, cabinet d'étuves et buvette, tout est là ; même d'exactes fermetures pour les malades qui y passeraient l'hiver, et jusqu'à des bains russes pour ceux qui en auraient contracté l'habitude. Dans les saisons froides, l'eau thermale peut être employée à chauffer les appartements, et avec une égalité, une constance que ne produirait aucun de nos vulgaires combustibles.

— Les eaux d'Amélie les Bains ont les mêmes propriétés que celles de Baréges, quant aux plaies, aux anciennes blessures, aux caries scrofuleuses et aux tumeurs blanches ; les mêmes vertus que les eaux de Bagnères de Luchon dans les bronchites chroniques, les pharyngites granuleuses, les rhumatismes, et quelques paralysies sans altération cérébrale. Elles ont plus d'une fois provoqué des hémoptysies en des pulmonies ou phthisies du deuxième degré. Elles ont l'avantage de pouvoir être fréquentées en toute saison, l'établissement qui les dessert étant l'un des mieux organisés de la contrée.

J'ajouterai que le climat d'Arles-les-Bains à la même douceur que celui de Nice, avec plus d'uniformité.

Argentières *(département de l'Allier), à 3 kilomètres de Montluçon, commune de Vaux-sur-Cher.*

L'eau minérale d'Argentières est bi-carbonatée, acidule, à raison du gaz acide carbonique qu'elle renferme. — Ses deux sources, dites du *petit* et du *grand Gravas*, débitent toutes les 24 heures de 5 à 600 litres d'eau minérale froide et gazeuse. Voici quelle est, comparativement, la composition des deux sources (*Bulletin de l'Académie de médecine*).

	Principes salins collectifs	Bi-Carbonate de Soude
Source du petit Gravas	6 gr. 79 c.	(p. litre) 1,81 c.
Source du grand Gravas	7 63.	. . . . 3,95 c.

— Bien qu'on fasse entrer dans le compte total le poids de l'acide carbonique, il n'est pas moins avéré que les deux sources d'Argentières ont une assez grande analogie avec celles de Vichy, de Cusset, de Saint-Yorre et de Vals, et qu'on y traiterait avec succès les mêmes affections qu'à Vichy, où la vie est démesurément plus dispendieuse, et les sources de plus en plus inabordables, comme insuffisantes pour l'immense clientèle dont elles sont assiégées durant quatre mois. — On peut boire à Néris des eaux d'Argentières.

Audinac *(Ariège)*, *à quelques kilomètres de Saint-Girons.*

Ce lieu doit son renom à deux sources salines et ferrugineuses, à peu près froides (20° cent.), dont on ne compose des bains qu'en les chauffant artificiellement. — Un établissement hydrologique concentre et dessert ces sources, qui, comme beaucoup d'autres, sentent un peu le soufre, mais sans grandes conséquences quant à l'analyse chimique, et même quant aux vertus. Un litre de ce liquide minéral renferme environ deux grammes de résidus salins, chlorures, sulfates et carbonates, dont aucun n'est à base de soude, mais magnésiens et surtout calcaires. Il est vrai qu'elles contiennent, par litre, outre ces sels de peu d'importance, sept millig. (0,007 mill.) de fer crénaté, une petite quantité d'acide carbonique, et de cette matière verte que nous avons nommée *viridine*, mais pas de sulfuraire, laquelle caractérise les grandes eaux des Pyrénées.

=Prises à l'intérieur, ces eaux sulfatées sont légèrement laxatives. On en fait usage dans les engorgements d'entrailles, dans les catarrhes de la vessie, les calculs des

3

reins et du foie, dans la chlorose ou pâles couleurs, de même que pour quelques gastralgies. — On prend peu de bains à Audinac.

Les eaux d'Audinac ont des effets nuisibles là où elles ne seraient pas expressément requises. Ce n'est donc point un remède indifférent, comme a raison de le faire remarquer le principal médecin de ces eaux. Ce docteur rapporte des observations d'où il faut conclure que les organes supportent d'autant mieux l'action de ces eaux que la maladie est plus grave et le retour à la santé moins prochain. Il se défend toutefois de l'exagération homœopathique, qui consisterait à prétendre que ces eaux provoquen des maladies identiques à celles qu'elles sont habiles à guérir.

C'est à tort, selon nous, que le médecin des sources détermine l'effet de ces eaux, en isolant une à une l'action spéciale et respective de chacun des éléments chimiques qui les minéralisent et les constituent ; car les principes réunis d'un tel composé ont une action d'ensemble bien différente de l'effet individuel de chacun d'eux agissant isolément.

Il ne convient donc pas de les comparer à une réunion de lettres ou de missives ayant chacune sa destination et son adresse ; il vaut mieux en voir l'image dans un corps armé qui exécute avec ensemble, avec unité et discipline, la volonté qui le dirige. Or, cette volonté dirigeante, quant aux eaux, ce n'est pas certes l'ordonnance du médecin, c'est la force médicatrice, comme on dit à Montpellier : c'est la nature.

Aulus *(Ariège), à quelques kilomètres de Saint-Girons
et d'Audinac.*

L'eau minérale d'Aulus est presque froide (20° c.) ;
elle est saline et ferrugineuse, mais à un très faible degré.
C'est à peine, en effet, si un litre de cette eau renferme
un centigramme (0.01) d'oxyde de fer. L'analyse y a constaté de la chaux sulfatée, comme dans celles d'Encausse
et de Passy, et de plus des bicarbonates terreux, des chlorure et iodure alcalins, de la strontiane, des atomes im-
pondérables de manganèse, de cuivre et d'arsenic, environ
deux grammes (2. 00) par litre du tout ensemble.

= Laxative, tonique, diurétique, fondante, l'eau d'Aulus
est employée dans les cas d'opiniâtre constipation, de calculs urinaires, de catarrhes de la vessie, de chloroses ou
pâles couleurs, et on lui attribue, sans doute avec complaisance, des propriétés plus rares. On a même affirmé,
pour les besoins de la cause, qu'elle contenait des atomes
de mercure, ce que l'analyse chimique n'a pu confirmer.

Aumale *(Seine-Inférieure), à 60 et quelques kilomètres
de Rouen.*

A Aumale se rencontrent des sources d'eaux ferrugineuses froides (10° c.), dont un litre renferme dix-sept
centigr. de fer (0. 17), plus de trois grains.

Moins connue que les eaux de Forges, du même département, l'eau ferrugineuse d'Aumale a pourtant avec celles
que nous citons d'assez grandes analogies de composition
et d'efficacité.

Aurensan (*Gers*), *à environ* 60 *kilomètres de Mirande.*

Dans le village d'Aurensan coulent, faiblement minéralisées, quatre sources salines et quasi froides. Un litre de
cette eau minérale ne contient, suivant la source, que de
quatorze à trente-huit centigrammes de principes salins
(0. 14 à 0. 38 c.). C'est peu pour motiver de grandes
vertus ; mais il n'est pas impossible qu'il s'y trouve des
éléments dont la médecine et les malades ont bénéficié
avant que la chimie en ait constaté l'existence. — Toutefois on y a trouvé du fer, des chlorures, des bicarbonates
et sulfates, une très-minime quantité d'un nitrate alcalin,
mais pas un atome d'arsenic.

== On emploie les boues d'Aurensan dans les mêmes conjonctures et de la même manière que celles de St-Amand.
On les chauffe, et l'on s'y plonge.

Auriol *ou* **Oriol** (*Isère*), *dans les montagnes de Trièves,*
pas très loin de Mens (Forum Neronis), *à* 40 *kilomètres*
de Valence.

L'eau minérale de ce lieu est froide et ferrugineuse, et
pourtant bicarbonatée. Elle se décompose aisément par le
dépôt de ses principes fixes, dont la quantité par litre
d'eau ne dépasse guère un gramme et demi (1. 50 c.).

Sans le bicarbonate de chaux, qui y prédomine, l'eau
d'Oriol ressemblerait assez à l'eau de Bussang, toutefois
moins ferrugineuse qu'elle.

== On en fait usage dans la gravelle et les gastralgies. —
Le célèbre docteur Victor Bally, le courageux compagnon

de Pariset et de Mazet, à Barcelone, préfère ces eaux de
sa patrie, à celles de Seltz et de Spa, qui au reste lui ressemblent peu.

N. B. Les deux sources froides d'Auriol ont reçu le
nom de *Saintes-Fontaines.* — Près de là est une grotte
à stalactites, et l'hermitage d'Esparron.

Auteuil *(Seine), à 4 kilomètres de Notre-Dame.*

Source d'eau ferrugineuse froide, appartenant à M. Qui-
cherat, et jaillissant sur le chemin dit de la source.

Cette eau est limpide, sans odeur, d'une saveur comme
sucrée, puis ferrée ou atramentaire. Elle ne contient ni
carbonates, ni acide carbonique, mais des sulfates, des
chlorures, un azotate ; point d'iodures ni de bromures,
mais des traces d'arsenic, ainsi qu'une matière organique.
On y trouve jusqu'à dix sulfates, en comptant ceux de fer
et d'alumine, ceux de manganèse, de strontiane, d'ammoniaque et de potasse ; en tout, 17 principes, azote
compris. Chaque litre d'eau contient plus de trois grammes de principes fixes.

Sans ressembler absolument aux sources de Passy, celle
d'Auteuil s'en rapproche beaucoup. Elle a les mêmes effets
et reçoit les mêmes usages, et en petit nombre.

═ Chlorose, paresse d'estomac, dyspepsie , humeurs
froides, flux chroniques.

Availles *(Vienne), à 12 kilomètres de Confolens et environ 36 kilomètres de Civray.*

Les sources de cette localité sont de la classe des salines froides ; elles sont surtout chlorurées comme celles

d'*Absac* (voir ce mot), qui n'en sont éloignées que d'environ 2 kilomètres ; en sorte qu'il est ordinaire de les confondre, bien qu'Absac et Availles n'appartiennent point à un même département.

Mêmes propriétés que celles d'Absac.

Avène *(Hérault)*, *à environ* 30 *kilomètres de Lodève, sur les bords de la rivière d'Orb.*

De la source minérale d'Avène jaillit une eau saline, peu chargée de principes, médiocrement thermale (28° *c*). Cette eau ne renferme par litre que la centième partie d'une once (0.32 *c*) de sels sulfatés, carbonatés, et chlorurés (ce qu'on nommait autrefois des muriates). Mais on doit noter que les principes qui y prédominent sont des sels à base de soude, de tous les plus virtuels. C'est à peine si l'on y découvre des traces de fer ; mais on y constate une matière onctueuse très–adoucissante, et fort propice dans les maladies de la peau.

Les hommes robustes et sanguins, de même que les femmes portées à l'obésité, affirme l'ancien et digne inspecteur M. Savy, prennent volontiers leurs bains à la chaleur native de la source. Nous ne contestons point cette proposition en ce qui regarde les hommes robustes.

A Avène, on prend les bains, soit isolément dans des baignoires, soit en compagnie dans des piscines collectives, comme à Louëche, en Suisse. A la sortie d'un bain, l'on se promène, en vue de favoriser la réaction vitale et de conjurer le frisson, le malaise, les baillements, et tout ce qui compose la première phase d'un accès de fièvre. C'est qu'en effet un bain qui n'a que

28°6 de chaleur, c'est-à-dire 22°.40 à l'ancien thermomètre de Réaumur, produit toujours un trouble au moins passager dans des organes dont la chaleur propre est de 36 à 37° c.

A l'inverse de celles de Balaruc, les eaux d'Avène constipent presque toujours. C'est une propriété qui appelle quelques modifications dans le régime alimentaire, et rend nécessaire l'abstension des échauffants.

= Les eaux d'Avène guérissent fréquemment quelques dartres, non pas les dartres fu r fu ra cée s, bien qu'on les regarde généralement comme les moins graves et les plus curables, mais les c r u s t a c é e s et les s q u a m m e u s e s̀. Ces eaux sont de même efficaces dans la leucorrhée, comme aussi pour les ulcères des jambes, si toutefois ces ulcères ne sont pas compliqués de varices. Elles ont plus d'une fois remédié à des ophtalmies chroniques et comme dartreuses. Mais là où elles excellent par-dessus tout, c'est contre ce qu'on nomme des *gales rentrées*, c'est-à-dire répercutées ou mal guéries ; comme aussi dans les teignes faveuses, celles dont les croûtes sont en godet.

L'eau dont nous parlons provoque quelquefois durant la cure une sorte de poussée, ou même une éruption de furoncles. — Elle n'est jamais plus efficace que dans les saisons chaudes et sèches.

Soit pour boisson familière, soit pour les préparations culinaires, à Avène l'eau minérale pourvoit à tout. Et comme on pourrait conjecturer que médiocre doit être un remède qui se plie à tant d'usages différents, le docteur Savy fait remarquer, voulant par là faire ressortir l'efficacité des eaux d'Avène :

1° Que l'ancien propriétaire de la source, qui ne buvait que de l'eau minérale depuis 50 ans, a vécu près de cent ans ;

2° Que le fils de ce centenaire, propriétaire à son tour, a eu 17 enfants, jouissant tous d'une santé merveilleuse;

3° Il ajoute que même les animaux d'Avène vivent longtemps, et il cite comme exemples, dont il est témoin, « un cheval de 25 ans, un mulet et un chien de 30. » — Le fait est qu'Avène jouit d'une grande prospérité pour un établissement aussi modeste qu'il est peu dispendieux.

N. B. Le docteur Savy, que nous prenons plaisir à citer à cause de sa modestie et de sa grande sincérité, se montre convaincu que Napoléon Ier aurait vécu de plus longs jours, s'il avait pu réaliser le projet d'aller passer une saison aux eaux d'Avène, lui, dit le vieux docteur, « qui, depuis le siège de Toulon, était sourdement travaillé par une gale rentrée. » Corvisart et Chaptal, ajoute-t-il, lui avaient donné le conseil et enfin suggéré la résolution de ce voyage thermal, auquel mit empêchement la campagne de 1812.

Ax (*Ariége*), *à 42 kilomètres de la ville de Foix.*

Quant à l'élévation du sol au-dessus de la mer, la ville d'Ax se rapproche beaucoup de Saint-Sauveur, et elle est environnée de trois torrents : l'Arcon, l'Orgeix et le Merens, dont la réunion compose les commencements de l'Ariège.

On voit à **Ax** 63 sources minérales dont les plus essentielles sont concentrées, pour bains médécinaux, dans trois établissements distincts : le *Couloubret*, le *Teich* et le *Breilh*. Les trois établissements ensemble renferment au-delà de cent baignoires, ainsi que des douches diverses dans une proportion convenable.

25 des sources sulfureuses d'Ax, employées comme remèdes, ont été soumises à l'épreuve provisoire du sul-fhydromètre de Dupasquier, et l'on a pu calculer que le principe sulfureux s'y rencontrait dans des proportions fort inégales. On a vu effectivement qu'il en était pour lesquelles l'iode dépensé n'en indiquait que 0.006 milli-grammes, tandis que d'autres, sur de mêmes indices, en contiendraient jusqu'à quatre centigrammes (0.04 c.) ou près d'un grain par litre.

Les eaux d'Ax sont bien moins sulfureuses que celles de Barèges et de Bagnères de Luchon surtout; mais l'efficacité n'en décroît pas dans une même proportion. Leur force et leur puissance, eu égard à la somme de sulfure de soude qu'elles renferment, les rend jusqu'à un certain point ana-logues aux eaux de Cauterets, que leur sulfuration modé-rée rend accessibles et secourables à tant de souffrances.

== Les sources d'Ax ne sont pas toutes sulfureuses, ni toutes également thermales. On trouve là des eaux pour toutes les organisations, pour un assez grand nombre de maladies, et surtout pour tous les degrés de sensibilité ou d'indifférence à l'égard des excitateurs. C'est peut-être à Ax qu'il est le plus aisé de rendre prépondérant, et cela sans artifice, soit la thermalité sur le principe sulfureux, soit ce principe même sur la thermalité.

Les rhumatismes chroniques ne guérissent aux eaux d'Ax qu'en raison de la chaleur élevée des bains. Ces eaux aggraveraient les douleurs ayant pour cause la myé-tite ou inflammation chronique de la moëlle épinière. Mais on les voit exceller, en conséquence de leurs prin-cipes médicamenteux spéciaux, pour la cure des engor-

3.

gements scrofuleux et des caries, comme aussi dans quelques éruptions à peu près indolentes de la peau. Si quelquefois on les voit échouer, c'est moins par un défaut d'action que par une excitation excessive. A Ax, bien que les doses de soufre soient mitoyennes, modérer, mitiger, et même s'abstenir, vaut toujours mieux qu'exagérer. Au reste, il en est de même à peu près partout et pour toutes choses. La vie est pleine de conjonctures où la même réserve est applicable et requise.

Il est rare que le pemphigus, l'acné, le lychen, le psoriasis, quand rien d'aigu ne complique ces maux, ne soient pas promptement guéris ou au moins fort amendés aux eaux d'Ax. Nous dirons même chose des bronchites chroniques, des fleurs blanches; mais il n'est pas d'affections que ces eaux influencent plus favorablement que ces engorgements blancs et chroniques qui participent des humeurs froides, comme on dit vulgairement.

Les eaux de Barèges sont tellement insuffisantes pour la clientèle civile et l'hôpital militaire de cette localité célèbre, qu'il est question depuis longtemps de créer à Ax, où les eaux abondent sans emploi, un autre hôpital militaire, ou même d'y transférer celui de Barèges. C'est un projet qui date du premier empire, et qui eut l'assentiment du premier Empereur.

Bagnères de Bigorre. *(Hautes-Pyrénées), à* 20 *kilomètres de Tarbes.*

Eu égard au nombre de ses sources minérales, à la diversité de leur composition et de leur température, Bagnères peut être regardée comme la principale station hydrologique des Pyrénées, distinction que motivent d'ailleurs son agréable situation, sa riante vallée, ses beaux sites, sans même parler de l'esprit aimable et de l'urbanité de ses habitants.

On voit sourdre à Bagnères, sur une grande étendue, 48 sources, la plupart thermales (42), dont 43 sont salines, 2 sulfureuses, et 3 à base de fer. Depuis 12 jusqu'à 60 degrés centigrades, il y en a de toutes les températures.

Des deux sources sulfureuses, l'une (la source Pinac) est rarement utilisée ; l'autre (la source de La Bassère), située à six kilomètres de la ville, n'est jamais fréquentée, mais voit toutes ses eaux exportées à Paris et à l'étranger, ou conduites à Bagnères même, où l'on ne les prend abondamment en breuvage qu'après les avoir chauffées au bain-marie dans les sources de Théas, dont la température dépasse 50° c. A tort ou avec raison, ces eaux jouissent aujourd'hui d'une sorte de vogue, succès qu'elles doivent en partie à ce que le transport ne leur occasionne ni altération ni dommage, privilège inestimable dont jouissent peu d'eaux de cette nature.

Quant aux trois sources ferrugineuses, sources d'Angoulême, de Rousse et de Brauhaubant, elles contiennent à peine cinq centigr. (0.05 c.) ou un grain par litre de l'élément ferrugineux, lequel s'y trouve à l'état de carbonate ou de crénate ; et pas un gramme en tout de principes salins autres que ce fer crénaté. C'est vainement qu'on y a cherché de l'iode et du manganèse ; et, en ce qui concerne le principe arsenical, on n'en a trouvé des traces que dans deux sources. Ces eaux ferrugineuses de Bagnères ne diffèrent pas beaucoup de la Reinette de Forges, et on les a employées, comme celles de Forges , dans les affections gastralgiques, atoniques, ainsi que dans la chlorose et l'anhémie, c'est-à-dire un état de faiblesse caractérisé par une grande pâleur et la diminution des globules sanguins.

A l'égard des 43 sources salines, dont de nouveaux sondages pourraient d'un jour à l'autre augmenter le nombre, elles marquent au thermomètre centigrade de 22 à 50 et quelques degrés, et débitent à elles toutes audelà de 20 mille mètres cubes d'eau thermale par jour de 24 heures. Elles alimentent pour le moins quinze établissements de bains, dont le principal et le plus élégant, les thermes de Marie-Thérèse, concentre et utilise 17 sources à lui seul consacrées. Aux bains se trouvent joints un vaporarium, des douches de toute espèce, un bain russe, etc.

Vingt-trois des sources salines de Bagnères ont été soigneusement analysées, et l'on a vu qu'elles donnent en moyenne, par litre d'eau, plus de deux grammes et demi de différents sels (2. 59 c.), chlorures, sulfates et carbonates; et 15 d'entre elles, à l'exclusion des autres, une dose minime de fer. Mais dans ces divers éléments salins, c'est toujours la base calcaire qui prédomine, puisque sur cette somme intégrale de 2 g. 59 formant résidu salin, la chaux sulfatée et carbonatée figure seule pour 1 g. 87 c. en moyenne.

Il n'y a d'exception notable que pour la source du Foulon, laquelle ne renferme en tout qu'environ un gramme (1.04 c.) de principes fixes par litre, et qui ne compte sur ce total que la dose bien minime de 0.28 c. de sels calcaires, ce qui la différencie essentiellement des autres sources et lui communique des propriétés que n'ont pas celles-ci.

La source la plus saline de Bagnères est la source dite

des yeux, qui renferme par litre d'eau au-delà de trois grammes (3.30 c.) de sels divers.

Enfin, la plus calcaire, la plus lourde et la plus séléniteuse de toutes est la source de Saint-Roch, laquelle renferme pour mille grammes d'eau (un litre) 1 gr. 99 c. de chaux sulfatée, et seulement 0.79 c. d'autres sels.

⸺ Les eaux salines de Bagnères sont au rang des plus douces qu'on connaisse. Il n'en existe pas de moins tourmentantes. On ne leur en confie pas moins quelques maladies graves, qu'elles améliorent fréquemment. C'est ainsi qu'elles ont plus d'une fois remédié à des engorgements d'entrailles, par l'effet apéritif des breuvages thermaux. On les a vues soulager des rhumatismes chroniques, en raison de leur chaleur propre. Plusieurs sources dégorgent les vaisseaux, et diminuent la pléthore, en ce qu'elles sont laxatives (parexemple, la source Laserre); d'autres calment et ramènent le bien-être, uniquement parce que leur thermalité égale, constante et modérée, s'assortit à la chaleur vitale dont les nerfs ont l'accoutumance et le besoin.

De ce nombre est la source de Salut, laquelle est fréquemment conseillée dans les névralgies, et en particulier dans celles de l'estomac, comme aussi dans les affections urinaires et la gravelle. On regarde la source du Foulon comme une des plus efficaces dans les éruptions et le prurit de la peau. Au reste, ce qu'on demande communément aux eaux de Bagnères, c'est de l'adoucissement et du calme, plutôt encore que la guérison. Aussi sont-elles surtout fréquentées par des femmes, elles si habituées et si résignées à la douleur, et toujours si pourvues de patience. Pour trois cents hommes qui visitent Bagnères, on peut compter qu'il s'y rend mille femmes, la plupart souffrantes ou près de le devenir. C'est pour elles que ces eaux semblent avoir été créées, pour elles, leurs maux, leurs nerfs, leurs douleurs.

Ces eaux de Bagnères conviennent aussi aux gens de la campagne, plus sensibles que les citadins à l'action des remèdes et des eaux, eux dont le régime régulier et sans excès n'en contrarie jamais l'effet.

TABLEAU RÉSUMÉ DES SOURCES DE BAGNÈRES :

2 *sources sulfureuses* : la source du docteur Pinac.
                        la source de La Bassère (13° c.)

3 *sources ferrugineuses* : la source d'Angoulème.
                        la source Rousse.
                        la source de Brauhaubant.

43 *sources salines* :

1. la source de la Reine.	1
2. la source du Dauphin.	1
3. la Fontaine Nouvelle.	1
4. la source du roc de Lannes	1
5. la source du Foulon.	1
6. la source de Saint-Roch.	1
7. la source des Yeux.	1
8. la source de l'Intérieur.	1
9. la source de l'Extérieur.	1
10. les deux sources des bains de la Peyrie.	2
11. la source des bains du Grand-Pré.	1
12. les trois sources de la Santé.	3
13. les trois sources de Carrère-Lannes.	3
A reporter.	18

<pre>
Report. 18
14. les deux sources des
    bains de Versailles. . .   2
15. les deux sources du Pe-
    tit Prieur.   2
16. les deux de Cazaux. .   2
17. les trois de Théas (51°).   3
18. les deux sources de Mora.   2
19. les trois de Laserre. .   3
20. les six sources de Pinac.   6
21. les trois de la Gutière.   3
22. celle du petit Saint-
    Sauveur.   1
23. la fontaine de Salut
    (51° c.).   1
                          ‾‾‾
                           43
</pre>

donc en tout 48 sources des trois classes.

TEMPÉRATURE DES 48 SOURCES DE BAGNÈRES :

6 de ces sources sont froides (aucune ne marquant 20 degrés au thermomètre cent.).

6 sont tièdes (ayant de 20 à 30° c. de chaleur).

20 peuvent composer naturellement des bains (de 30 à 40 degrés c.).

10 sont d'une chaleur qu'il est besoin de tempérer (40 à 50° c.).

6 enfin sont d'une température excessive (de 50 degrés et au-delà).

‾‾‾‾‾‾
48.

Quelques-unes de ces sources sont si peu minéralisées, qu'on en voit, et *la Reine* est de ce nombre, dont le poids n'excède que de trois milligrammes la pesanteur spécifique de l'eau distillée (1.003).

Quoique fades et sans odeur, peu chargées de principes et tout au plus astringentes, néanmoins les 43 sources salines de Bagnères, tachent de rouille le marbre blanc qui s'en est mouillé. Donc vraisemblablement, la plupart renferment quelques minimes quantités de fer. Or, le fer est un élément qui a toujours quelque action sur les organes, même aux doses les plus inférieures.

N. B. — Un bourgeois de Bagnères, M. Toulouse, voudrait que chacune des sources portât une étiquette sur laquelle seraient inscrits son nom distinctif, sa température, sa composition chimique, ses vertus reconnues, ses cures les plus notoires, etc. C'est là sans doute une idée qu'on peut trouver excentrique, mais qui, dans une ville thermale où les rivalités hydrologiques sont si ardentes, aurait certes son utilité. Nous connaissons de l'honorable M. Toulouse (pour les avoir lues), une douzaine de lettres manuscrites où se trouvent énoncées des vues bien autrement impraticables.

Bagnères de Luchon *(Haute-Garonne), à environ* 800 *kilomètres de Paris, et* 48 *kil. de Saint-Gaudens.*

Les sources sulfureuses et thermales de Luchon sont fort célèbres, vraiment efficaces quand on y recourt à propos pour les seuls maux qui en requièrent l'usage, et de plus en plus fréquentées. Au nombre de douze, dont la température et la composition ne sont pas identiques, elles sont desservies par un vaste et magnifique établissement, où l'on voit quatre piscines servant aux bains collectifs, des baignoires par centaines, des douches de tous les systèmes, de même qu'une étuve souterraine.

Certaines sources ont à peine 19° c. de température, tandis que d'autres vont au-delà de 60 degrés. Cette diversité même est un mérite, permettant aux eaux de s'adapter à des organisations et à des maladies elles-mêmes fort différentes. Outre cela, l'abondance des eaux est telle, qu'elle les rend incomparables, et leur assure une vogue croissante et pour ainsi dire illimitée. Dès à présent on peut donner à Luchon, dans une seule matinée, jusqu'à 1,400 bains de 220 litres chaque, ces bains pouvant être pris à eau courante, ce qui double ou quadruple la consommation du liquide thermal. — Les eaux de Luchon renferment par litre de deux à six grammes (de 2 à 6 gr.) de sulfure de sodium, et de plus un peu d'iode.

Nous avons dit que les sources diffèrent. Celles de la grotte Supérieure et de la grotte Inférieure, de même que la source de Richard ancienne, sont à la fois les plus chaudes et les plus chargées du principe sulfureux, conséquemment celles dont l'action a le plus de puissance.

La source nommée la Reine est moins chaude que celles-là et aussi moins sulfureuse. L'action en est plus modérée et convient à des malades plus faibles ou plus susceptibles.

La source le plus ordinairement préférée est la source Richard nouvelle. Elle est celle dont la température modérée a le plus de fixité, et celle qui s'assortit le mieux à la chaleur normale du corps humain.

═ Ces eaux conviennent par dessus tout dans les maladies de la peau, dans les catarrhes qui ne se compliquent d'aucune affection organique, comme aussi dans quelques névralgies. Elles réussissent comme celles de Barèges, dans les maux topiques, les blessures, les plaies ulcéreuses, les caries et nécroses de cause scrofuleuse ou de cause cachée; dans les rhumatismes chroniques, les coxalgies et les périostoses. On s'en est encore bien trouvé dans certaines contractures, et pour quelques rares paralysies non apoplectiques ni chroniquement cérébrales. Enfin on les conseille dans de certaines maladies de troisième degré ou consécutives, comme après des excès, pour des abus mercuriels, et après la salivation. Il est presque superflu de vanter leurs bons effets dans les tumeurs et les ganglions scrofuleux.

On en fait usage sous toutes les formes, mais surtout en bains.

Nous devons faire remarquer que le contact de l'air fait perdre à toute eau sulfureuse, et particulièrement à celle de Luchon, une portion notable de son principe sulfureux. Une bouteille remplie de ce liquide perd environ un tiers de ce principe, quelque soin qu'on ait pris de l'y introduire sans choc, de bien boucher le vase et de le remplir complétement, sans y incarcérer de l'air.

Voilà pourquoi les bains doivent être préparés et pris sans agitation, et pourquoi l'eau doit arriver dans la baignoire de bas en haut, par le fond, comme l'ancien établissement d'Ussat fut le premier à en donner l'exemple. Il faut en outre couvrir l'eau d'un flotteur, ainsi que l'a conseillé le docteur Fontan, ou d'une nappe d'azote, comme l'ont essayé MM. François et Filhol, au moyen d'un gazomètre.

Au reste, la théorie des eaux de Luchon, principalement la théorie de leur *blanchîment*, est loin d'être la même pour nos chimistes les plus compétents ; désaccord qui semble témoigner qu'ici encore la chimie n'a pas dit son dernier mot ni la nature divulgué tous ses secrets. D'aussi profondes dissidences entre savants ne s'expliquent que par l'obscurité du problème.

Si nous revenons aux propriétés des eaux de Luchon, nous dirons que l'usage en doit être interdit aux phthisiques, de même qu'à ceux dont l'estomac ou l'intestin seraient squirrheux ou seulement phlogosés. Elles seraient également nuisibles dans un état marqué de pléthore et dans toute hypertrophie du cœur. — Ces eaux, fort échauffantes, ont l'inconvénient de constiper beaucoup; on peut donc leur associer, soit l'eau de Sedlitz ou de Pulina, soit tout autre purgatif, comme aussi conformer le régime alimentaire aux exigences du traitement.

Au nombre des maladies de la peau que ces eaux excellent à guérir, il faut citer l'eczéma, les psoriasis. Il suffit souvent de 25 à 40 bains pour terminer heureusement de pareilles cures. Comme auxiliaire des eaux, le médecin de Luchon emploie parfois la pommade de goudron, principalement dans le psoriasis du scrotum et la mentagra.

Un de leurs effets les plus familiers et les plus précieux, c'est de fondre presque en entier les ganglions durcis et les engorgements du cou, guérisons inespérées dont les autres sources sulfureuses sont incapables.

Mais, on ne saurait trop insister là dessus, il faut redouter l'emploi des eaux de Luchon quand un viscère quelconque est engorgé, irrité, phlogosé ou déjà altéré, dénaturé. Jamais on ne doit soumettre à l'action de ces eaux puissantes, ni des poumons attaqués et comme farcis de tubercules, ni aucune autre altération organique, quel qu'en soit l'espèce, le siége ou le degré.

Soit en bains, soit comme breuvage, il est bien rare que cette eau puisse sans imprudence être administrée pure.

Afin de faire mieux augurer des propriétés de ces sources si justement renommées, nous croyons pouvoir présenter le tableau suivant, qui résume la pratique médicale d'une saison thermale. Ce tableau, tout officiel, a été dressé par un des derniers inspecteurs des eaux de Luchon.

Noms des maladies	Nombre de malades	Nombre des guérisons	Nombre des malades soulagés
Rhumatismes de tout genre.	98	32	46
Névralgies sciatiques et tics douloureux.	47	17	13
Paralysies, hémiplégies.	25	6	5
Maladies de la peau, dartres, psoriasis, (pomm. de goudron pour auxiliaire)	79	24	37
Affections scrofuleuses de toute forme.	50	14	10
Affections utérines, leucorrhée, etc.	36	11	10
Maux topiques ; plaies, blessures, ulcères, caries, suites de fractures, etc.	61	18	16
Total. . . .	396	122	137

On remarquera que ni les maladies de l'estomac ni celles des poumons et du cœur ne figurent dans ce tableau sous aucune forme et pour aucun nombre.

، *P. S.* Répétons encore une fois qu'il n'est pas rare que ces eaux aient réveillé violemment et périlleusement des irritations assoupies, ou provoqué une poussée miliaire et fébrile comme à Louëche.

— Il existe à Luchon une source ferrugineuse faible, dans laquelle le chimiste M. Filhol n'a trouvé, par litre d'eau, que 0.34ᶜ d'éléments salins, un peu d'iode, des traces d'arsenic, et seulement 0.007ᵐ. de fer. Les sels calcaires et magnésiens y prédominent sur les sels de soude.

Bagnoles (*Orne*), *à 4 kilomètres de la Ferté-Macé et à 20 de Domfront.*

La source de Bagnoles est si peu minéralisée, et elle contient de si minimes quantités de sels, que le savon s'y dissout facilement.

Quoique aussi peu saline que les sources de Bagnères et de Plombières, à s'en rapporter à une analyse trop ancienne pour être complète, bien que cette analyse soit du célèbre Vauquelin, néanmoins la source tiède de Bagnoles-les-Bains, réussit fréquemment dans la cure des rhumatismes, des gastralgies, des dyspepsies, des dartres squammeuses, des flux indolents, des périostoses, et des coxalgies, comme aussi dans le traitement des tumeurs blanches commençantes.

Mais on a vu des hydropisies enkystées ou ovariques s'aggraver par l'emploi de ces eaux.

La source saline ou hydrosulfatée de Bagnoles est assez abondante, mais d'une chaleur insuffisante pour des bains et des douches, si l'industrie n'y suppléait pas. Bagnoles administre des bains en piscines.

On trouve, à Bagnoles même, une fontaine ferrugineuse froide, nommée *Dufay* ; et dans la forêt d'Andaine, à environ six kilomètres de l'établissement, une autre source plus chargée de fer, qui a reçu le nom d'*Octavie*.

La source saline de Bagnoles, qu'on n'a encore analysée qu'au pied levé et pour ainsi dire en camp-volant, paraît contenir des chlorures, des sulfates magnésiens et calcaires, et quelques traces de fer, d'acide sulfhydrique et d'azote. C'est le gaz azote qui rend les eaux si bulleuses, même à leur déversoir dans la Vée, surtout quand le temps est à l'orage. Mêmes effets ont été notés au Mont-Dore, où le phénomène est plus prononcé et plus bruyant.

La clientèle thermale de Bagnoles s'est accrue depuis quelques années, ce qu'il faut attribuer aux cures heureuses dont le bruit s'est répandu, à ses sites magnifiques, à son isolement au milieu d'une forêt de l'Etat, au chemin de fer du voisinage, et surtout à la sage et vigilante administration du régisseur actuel, homme jeune et intelligent.

Bagnols (*Lozère*), *à 6 ou 8 kilomètres de la ville de Mende, chef-lieu de la Lozère.*

On est encore peu fixé sur la vraie nature des eaux de Bagnols, que le propriétaire et l'inspecteur regardent comme sulfureuses, mais que les chimistes déclarent n'être que salines thermales (44° cent.)

Bagnols jouit d'une grande réputation pour la cure des rhumatismes, maladie fréquente dans ces contrées pauvres et montagneuses. On a vu dans une seule saison jusqu'à

800 rhumatisants venir demander à cette source la fin
de leurs souffrances. Ces eaux agissent favorablement
même quand l'endocardite (remarque du docteur Bouillaud)
se joint au rhumatisme, l'aggrave et le complique. On a vu
guérir ou s'améliorer, à Bagnols, 9 hypertrophies sur 10.

On les ordonne également dans les névralgies sans névrite, dans les affections utérines, dans les bronchites et
les catarrhes pulmonaires chroniques, et dans les maladies
de la peau. — Ces eaux passent pour *hyposthénisantes*,
c'est-à-dire pour ralentir de plusieurs pulsations par
minute les battements du cœur et le pouls. C'est de ce fait
qu'ont argué ceux qui ont osé les prescrire même dans l'hémoptysie, ou crachement de sang. Nous devons dire que
le médecin de Bagnols, homme fort éclairé, fort judicieux,
procède avec prudence et n'abaisse ou n'élève la chaleur
des bains et n'en varie la durée que graduellement.

Toutefois il n'est pas sans exemple que ces eaux aient
provoqué la fièvre et quelques accidents inflammatoires.

Bains (*Vosges*), *à environ* 32 *kilomètres d'Epinal, et* 20
de Plombières.

La petite ville de Bains possède 8 sources d'une assez
grande abondance. Ces eaux salines et inégalement thermales (de 29 à 50 degrés cent.) se concentrent dans trois
établissements de peu d'apparence, mais qui sont utilement
fréquentés par une clientèle de médiocre fortune. Les
malades riches sont pour Plombières, dont les eaux thermales ont une certaine analogie avec celles de Bains.

La source dite *de la Vache* et la source Romaine ne
servent qu'en boisson, tandis que les six autres alimentent
les bains. De nouveaux sondages, peu profonds et peu

dispendieux, ont plus que doublé la source de la *Prome-*
nade, en même temps qu'il en ont élevé la température
de plusieurs degrés.

Les eaux de Bains sont douces, nullement irritantes, si
ce n'est par leur chaleur. Elles sont faiblement minéralisées ; mais le médecin inspecteur, praticien d'un sérieux
mérite, a pu constater dans ces eaux la présence de l'arsenic. Un litre ou 1,000 grammes d'eau minérale ne contient que de 30 à 50 cent. de sels, selon la source ; et ces
sels sont des carbonates sodiques où calcaires, des sulfate
et chlorure de soude, avec tout au plus deux milligr.
d'oxyde de fer (0.002^m).

L'usage de ces thermes est presque uniquement dévolu
aux femmes. C'est à ce point exclusif, que l'arrivée d'un
homme fait événement.

= Les eaux thermales salines de la ville de Bains sont
surtout conseillées :

Dans les affections utérines chroniques ;

Dans les affections nerveuses et névralgiques ;

Dans les rhumatismes et les douleurs, et dans les divers épisodes et accidents de l'âge critique.

Presque toujours les bains se prennent collectivement,
en compagnie, dans de vastes et commodes piscines assez
bien organisées, sans l'intervention du luxe.

Ces eaux ternissent l'émail des dents. On doit d'ailleurs
se rappeler que, si faibles qu'elles soient, elles ne conviennent ni dans les gastrites même chroniques, ni dans
les maladies de poitrine, fussent-elles catarrhales. Elles
seraient également nuisibles dans les affections cérébrales
et dans les cas de cancers ou de squirrhes. L'effet en serait alors tout aussi préjudiciable que s'il s'agissait d'eaux
plus minéralisées et plus irritantes.

N. B. Un malade ne peut conserver, à Bains, ni cautère, ni vésicatoire : les eaux ferment et cicatrisent tout. Les mêmes effets s'obtiennent à d'autres sources. On comprend d'ailleurs qu'il serait peu convenable d'apporter dans un bain pris en commun un exutoire quelconque. C'est là le côté délicat des piscines, c'en est la pierre d'achoppement. Plongez-vous donc durant des heures, dans un même bain, à côté de dartreux ou de valétudinaires criblés de plaies déguisées plus ou moins habilement à force d'essences !

Balaruc *(Hérault), près de Cette et de Frontignan, à 24 kilomètres de Montpellier.*

La mer n'est qu'à 9 kilomètres de cette source, qui est saline et thermale (48° c.). Le niveau de la source est de 0.64 centimètres plus élevé que le niveau de la Méditerranée dans le port de Cette, et dépasse de 44 cent. la surface de l'étang de Thau, qui n'est qu'à 223 mètres de cette source, dont l'abondance et la température sont parfois modifiées par l'immixtion des eaux de l'étang. La source et la température augmentent, comme l'étang, quand les vents soufflent du midi. C'est le contraire quand les vents sont au nord. On croit que l'étang pèse sur la source, et que cette source a son origine sous l'étang et peut-être même sous la mer.

Un litre de l'eau de Balaruc renferme près de douze grammes de principes salins, parmi lesquels prédomine le chlorure de sodium, dont la dose élevée (7 grammes) dépend sans doute du voisinage de la mer et de ses infiltrations. On y trouve encore d'autres chlorures, et des sulfates

4

et des carbonates terreux, de même que quelques traces
de brôme, ainsi que l'a signalé **M. Balard**, de l'Institut.

Prises en boisson et a la dose d'un à deux litres, les
eaux de Balaruc sont purgatives, et fort excitantes sous
forme de bains. Aussi ces bains n'ont-ils qu'une durée de
quelques minutes et même de quelques secondes. Exception faite de certains sujets paraplegiques peu sensibles,
la dose indiquée pour boisson produit l'effet d'une médecine.

= On prescrit ces eaux dans les affections scrofuleuses,
contre les tumeurs blanches et les rhumatismes, mais plus
spécialement dans la paralysie, l'hémiplégie, les paraplégies. L'hémiplégie est la paralysie d'une moitié du corps
et est l'ordinaire effet d'une attaque d'apoplexie. Si l'attaque est à droite (ce qui est le plus fréquent), l'hémiplégie
atteint le côté gauche, et réciproquement. Quant à la paraplégie, c'est la paralysie des membres inférieurs en même
temps que de la vessie, presque toujours ; et c'est le résultat
d'une altération, plegmasie ou blessure de la moëlle épinière. — Les eaux de Balaruc n'agissent bien que sur des
paralysies non cérébrales, sur des paralysies saturnines
ou rhumatismales(1).

Ces eaux ont de désastreux effets dans les ramollisse-
ments des centres nerveux; elles sont souvent inertes dans
les paralysies générales, de même que dans les paraplégies des vieillards.

Lorsqu'elles produisent de l'amélioration, c'est le mem-

---

(1) Nous avons fait, en 1847, sur les eaux de Balaruc, à la demande de
l'ancien ministre M. Cunin Gridaine, un rapport officiel, qui est inséré dans
le *Bulletin de l'Académie de médecine*, t. 12, page 901. C'est dans ce rapport que nous avons comparé ces eaux avec celles de Barèges et celles de
Bourbonne. — Le Ministre était sollicité d'acquérir Balaruc, au nom de
l'Etat.

bre inférieur qui est le premier à la ressentir : les bras ne viennent qu'après les jambes. — Récemment, les eaux de Balaruc ont réussi dans le scorbut des armées, sur des soldats revenus d'afrique. Sur 103 cas, M. Lebret a obtenu 90 guérisons (Rapport de M. Guérard).

On prescrivait jadis jusqu'à 14 verres d'eau minérale en 24 heures, et encore y faisait-on fondre par surcroit de 20 à 30 grammes de manne. Tandis qu'aujourd'hui, il est rare qu'on en administre plus de 6 à 8 verres, bien que les paralytiques ainsi traités aient presque toujours une constipation fort tenace. Il est vrai que 6 à 8 verres purgent. Il n'en fallait même que 3 verres en 1854, pendant le choléra. A doses plus élevées, elles amenaient alors des accidents. Ce fut à de pareilles causes que furent . dues trois mortelles attaques de choléra, ce qui fit suspendre incontinent tous les traitements hydrologiques.

Barbasan *(Haute-Garonne), dans le voisinage de Saint-Gaudens.*

Trois sources salines, principalement calcaires et magnésiennes, contenant peu de fer et encore moins d'arsenic; elles sont froides, mais un établissement qui leur est consacré les chauffe et prend le nom de thermal.

Une des sources contient par litre 2 gr. et plus d'éléments salins, mais dont la chaux sulfatée représente à elle seule près des 2/3 (1 g. 30 c.); les deux autres sont à peine minérales. Ce sont des eaux laxatives et fondantes.

Barbotan *(Gers), à 40 kilomètres de Condom, et à peu de distance de Casaubon.*

Eaux salines thermales (de 31 à 40° c.), qui ont une certaine réputation, quoique médiocrement minéralisées.

Elles ne contiennent en effet par litre que quelques centigrammes (0.13 c.) de carbonates, sulfates et chlorures de soude et de chaux, sans compter une faible dose de fer (0.03 c.). Les sources sont nombreuses et plus que suffisantes pour alimenter des bains séparés, les bains collectifs ou en piscine, les douches nécessaires et la buvette. On trouve aussi à Barbotan, ce que le nom fait assez deviner, des *bains de boue* comme à Saint-Amand. On les prend avec la précaution d'en augmenter la chaleur, attendu que la surface immobile est sujette au refroidissement.

Bains et breuvage, boues et douches, sont employés contre les rhumatismes, les *fraîcheurs*, dans les affections de la peau et de l'utérus. On les conseille aussi avec des avantages non douteux, dans les contractures des membres et les fausses ankyloses, de même que dans les tumeurs blanches encore peu avancées, les caries, et pour les ulcères et les fistules d'une cure difficile.

Il paraît essentiel d'en interdire l'usage à ceux dont la complexion serait délicate et la poitrine irritable; et elles ne conviendraient pas davantage à ceux qui seraient disposés aux congestions cérébrales ou à la goutte, c'est-à-dire aux pléthoriques.

Barèges *(Hautes-Pyrénées), à* 40 *kilomètres de Tarbes et* 24 *de Bagnères de Bigorre.*

Il n'est pas d'eaux sulfureuses plus efficaces, plus célèbres, plus favorablement tempérées que celles de Barèges. Malheureusement leur abondance ne répond pas à leur vogue, et cette vogue les rend encore plus rares.

Toutes les sources de ce lieu fameux contiennent du

sulfure de sodium, des carbonates, chlorures, iodures, silicates et sulfates à pareille base alcaline, et de plus d'autres sels, qui sont calcaires, et de la barégine, matière
organique et gélatineuse qui prend son nom de Barèges,
où elle abonde.

L'eau de Barèges est le vrai type des eaux sulfureuses
thermales, soit comme température, soit comme dosage
et nature du principe sulfureux, soit comme vertus, comme
expresse efficacité.

Éprouvées avec soin au sulfhydromètre de Dupasquier,
ces eaux ont donné les quantités suivantes du principe
soufré, savoir :

1. la grande Douche et la Buvette. . 9 degrés 9/10mes
2. le bain de l'Entrée et les cabinets
   attenants. . . . . 8 — 7
3. la Chapelle. . . . . . . 5 — 1
4. la source Polard. . . . . . 6 — 9
5.   —   Dassieu. . . . . . 5 — 5
6.   —   du Chauffoir. . . . 5 — 1
7.   —   Barzun. . . . . . 7 — 5
8. le cabinet n° 5. . . . . . 8 — 3

Les 9 sources de Barèges renferment donc des quantités inégales de sulfure sodique; mais ce n'est pas toujours la plus forte et la plus sulfureuse qui opère le plus
de guérisons ; ce dont d'autres eaux de différentes natures
ont plus d'une fois fourni l'exemple.

La température, au moins à Barèges, se trouve proportionnée dans chaque source à la dose de sulfure qu'elle
renferme, ce qui revient à dire que les moins sulfureuses
sont aussi les moins chaudes, et réciproquement.

Cette gradation de température entre les sources de
Barèges s'étend depuis 31 degrés c. jusqu'à 45.

4.

Outre ses bains isolés, dont le nombre est insuffisant, Barèges possède trois piscines civiles; ou militaire.

= Quant à leurs vertus médicinales, ces eaux jouissent d'une grande réputation : 1º pour les maladies de la peau (dartres, syphilides, etc.); 2º pour la guérison des anciennes blessures, des ulcères, des caries, et dans certaines paralysies, surtout pour celles de l'enfance; 3º elles excellent aussi dans certaines affections scrofuleuses, dans les tumeurs blanches, les coxalgies, et les claudications n'ayant pour cause aucune perte de substance.

Leur prompt et visible effet, dans ces affections palpables, a dû faire exagérer les vertus plus cachées qu'on leur attribue. De ce qu'elles avaient exempté d'amputation et préservé de difformités des personnes atteintes de plaies graves, de tumeurs blanches et d'ankyloses commençantes, on a conclu avec excès qu'elles guérissaient presque toujours des affections plus profondes et moins accessibles ayant des causes plus obscures.

Très-actives et très-pénétrantes, ces eaux poussent aux hémorrhagies, ravivent des hémorrhoïdes, font sortir et rappellent des éruptions répercutées et mal guéries, et ramènent jusqu'à des accès de fièvre en ceux qui en ont eu, ou même de la salivation après un traitement spécial déjà ancien et mal ordonné. Enfin, elles remuent et stimulent tous les rouages vitaux; et ce n'est certes pas sans imprudence, qu'on lance des douches, à Barèges, sur l'échine des paraplégiques sur le crâne des hémiplégiques, ou directement vers des viscères quelconques.

Sur 450 malades de ceux auxquels ces eaux énergiques mais tempérées conviennent le plus, il s'en trouve environ une centaine qui guérissent ou peu s'en faut; et 150, dont l'état est plus ou moins amélioré.

Quant aux militaires de l'hôpital, malades jeunes, soumis à une discipline et à un régime obligés, il en guérit moitié, ce qui semble infirmer la partialité prétendue des eaux de Barèges en faveur des maux anciens.

Un inspecteur de Barèges, qu'on interrogeait sur les vertus de ces eaux, répondit qu'elles réussissaient principalement dans les circonstances suivantes :

1° Dans les affections lymphatiques et strumeuses, caries comprises, pour l'âge adulte comme pour l'enfance;

2° Dans les affections rhumatismales, pourvu qu'il ne s'y joigne rien de goutteux;

3° Dans la plupart des maux de cause externe : contusions, plaies d'une cicatrisation difficile et lente ; caries et nécroses; luxations ou fractures laissant subsister des douleurs, des roideurs, des engorgements;

4° Dans les affections dartreuses, mais surtout pour les dartres crustacées;

5° Dans les paralysies ne provenant pas d'altérations des centres nerveux, et particulièrement dans les paraplégies d'enfants, d'adolescents ou d'adultes. La paraplégie des vieillards ne reçoit à Barèges aucune amélioration.

Je priais un jour le principal médecin de Barèges, habile et judicieux praticien (le docteur Pagès), de m'indiquer les *trois maladies* dans lesquelles ces eaux manifestent le plus d'efficacité : voici sa réponse, aussi précise que je la désirais :

a. Caries des *os courts.*

b. Paraplégie des jeunes, *pourvu qu'on ne fasse aucun usage des douches.*

c. Affections cutanées, quelle qu'en soit la date.

Quelles sont, lui demandai-je encore, les maladies dans

lesquelles ces eaux sont le plus dangereuses? Il répondit :

« L'apoplexie encore récente ;

« Le cancer et les tubercules ;

« L'hypertrophie du cœur. » (Son excès de substance ou de volume).

Barèges possède deux établissements civils, et un établissement militaire, dont Louis XV fut le fondateur, et qui ne suffit plus, à beaucoup près.

On n'exporte jamais les eaux de Barèges sans qu'elles s'altèrent sensiblement et d'une façon préjudiciable à leurs vertus.

Barthe-Rivière *(Haute-Garonne) à environ* 8 *kilomètres de Saint-Gaudens.*

Une source saline, peu minéralisée et presque froide (21° c.), jaillit dans ce village. Cette fontaine est visitée pour des affections nerveuses et les incidents de l'âge critique, plutôt que pour des maladies effectives.

L'établissement hydrologique de Barthe est plutôt hygiénique que thérapeutique, outre qu'il n'est connu que dans la contrée.

Barzun *(Hautes-Pyrénées), à* 1 *kilomètre de Barèges, sur la rive opposée du Bastan.*

La source de Barzun provient de la même nappe d'eau qui jaillit en sources multiples à Barèges. Sa température est de 30° c., trop froide conséquemment pour composer des bains sans calorique supplémentaire. Sa composition est celle des eaux de Barèges.

=Elle a les mêmes vertus que l'eau de Barèges même, mais à un degré plus faible et encore plus doux. On l'emploie surtout pour les dartres irritables, les paralysies musculaires de l'enfance, de même que dans quelques névroses internes d'une nature et d'un siége peu précis.

Barzun est à Baréges à peu près ce qu'est Cusset ou Hauterive à Vichy, et la Hontalade à St-Sauveur.

Batignolles (*Seine*), 17e *arrondissement de Paris.*

Eaux sulfureuses calcaires froides, dont la médecine fait usage depuis six ans.

Moins abondantes et plus faibles que celles d'Enghien, et fournissant environ 3,000 litres par jour, ces eaux ne sont prises qu'en boisson, et conviennent tout au plus aux personnes jeunes et d'une complexion par trop délicate.

Employées dans les affections de la peau et dans les maladies catarrhales quel qu'en soit le siége. Presque toujours on prend soin de les couper avec une tisane assortie à la nature du mal qu'on veut guérir.

L'eau sulfureuse des Batignolles se conserve quelque temps sans altération. — Elle marque au sulfhydromètre environ 3 degrés 1/2, ce qui dénote de 4 à 5 milligrammes de sulfure, puisqu'un degré en signale un milligramme et un tiers, ou 16 douzièmes de milligramme.

Belleville (*Seine*), 20e *arrondissement de Paris.*

A Belleville a été trouvée une source sulfureuse d'une certaine force, puisqu'elle marque au-delà de 10 degrés au sulfhydromètre de Dupasquier, ce qui indique au moins 0.013 milligr. par litre d'un principe sulfureux. La source fut découverte en 1852. Il faut dire que l'eau de Belleville, outre qu'elle est froide, d'un isolement difficile et d'une pureté équivoque, est prompte à se décomposer, à se troubler dès qu'on l'expose à l'air. Un autre motif de réprobation, c'est que, sur les deux ou trois grammes de principes salins que chaque litre renferme, les sels de soude sont loin d'atteindre la dose des sels terreux. Enfin c'est une eau surtout *gypseuse* et magnésienne; et si le propriétaire de cette source secondaire a été ministériellement autorisé à l'exploiter, il en a dû le bénéfice à l'acide sulfhydrique qu'elle dégage. Au reste, les sources sulfureuses calcaires qu'un chimiste languedocien a nommées *accidentelles* sont familières au sol de Paris et de sa banlieue. On en a trouvé depuis quelques années un certain nombre dans le département de la Seine. Nous citerons celles qu'on a découvertes aux Batignolles, aux Thernes et à Bagnolet; celle dont nous parlons, à Belleville; celle qu'on vit soudain jaillir au pont d'Austerlitz reconstruit, et qui aurait fourni en 24 heures jusqu'à 1,700 mille litres d'eau, si l'on ne se fût pas empressé de la tarir en la détournant. Enfin celle de la rue de Vendôme, n° 2, en plein Marais, et à quelques mètres du Boulevard du Temple, où l'on projetait de l'établir avec un luxe dispendieux. Mais le froid examen des faits a fini par désillusionner des espérances trop peu fondées.

De toutes les eaux sulfureuses de la Banlieue de Paris, Enghien seul résistera, non-seulement parce que l'eau minérale est abondante, mais parce que ce grand établissement est apparu au bon moment, et qu'il a su appeler à son aide tout ce qu'on peut espérer de l'art, des capacités spéciales, des intérêts coalisés, des plus sérieuses sympathies et même de la frivolité.

P. S. La source des Ternes, plus franchement sulfureuse qu'aucune de celles dont nous venons de parler, paraît avoir été fréquentée jadis par les Romains, ainsi que des débris archéologiques en témoignent. Elle est froide ; mais elle renferme par litre tout près de trois grammes de principe minéralisateurs. Enfin des personnes compétentes la jugent supérieure aux autres eaux sulfureuses du bassin de Paris, sans excepter Enghien.

Biarritz (*Basses-Pyrénées*), *à* 8 *kilomètres de Bayonne. Plage renommée pour bains de mer, que d'illustres visiteurs ont rendue célèbre.*

Les bains à Biarritz se prennent à trois endroits : — D'abord à la Côte du Moulin, qu'on nomme aussi le *Bain des fous*. C'est là que les vagues sont le plus rejaillissantes, la mer le plus tourmentée. De pareils bains ne conviennent qu'à des hommes robustes et prêts pour toute lutte.

Ensuite au *Port vieux* ; c'est le lieu préféré des baigneurs prudents et judicieux. On y est abrité contre les vents, à quelque élévation que soit la marée. — On les prend enfin à la *Plage basque*, plage un peu délaissée, à cause de la pente effrayante qui y conduit.

A Biarritz, comme à Boulogne, on peut prendre chauds les bains de mer, à baignoire fixe ou suspendue et vacillante, pour imiter les ondulations de la mer.

Un litre d'eau de mer, à ce rivage, contient près de 40 grammes de sels (39.50) sur lesquels le chlorure de sodium compte à lui seul pour 28 grammes.

Le médecin de Biarritz prescrit les bains de mer, même aux personnes qui appréhendent une congestion cérébrale. Dans ces conjonctures délicates, on fait précéder le bain d'immersions froides sur la tête, et on le fait suivre de pédiluves chauds sinapisés, en vue de favoriser la réaction.

L'essentiel après un bain de mer, c'est en effet de réagir, sans quoi, plus affaibli qu'avant, le baigneur reste sous le coup d'un malaise augmenté et de congestions viscérales.

De pareils bains, si l'on en use avec sobriété, fortifient les muscles, assérènent les nerfs, et aguerrissent contre les douleurs et les enrhumements. Ils conviennent dans les affections strumeuses, dans certaines maladies irritatives de la peau. Ils ravivent de certaines éruptions, et révèlent ainsi l'existence de maux cachés, soit en provoquant des maux de gorge, soit en faisant surgir et apparaître des éruptions caractéristiques.

Les bains de mer seraient périlleux pour des poitrinaires, mais on peut les prescrire à ceux qu'une complexion délicate semble prédisposer à la phthisie. On les juge favorables aux femmes affaiblies et souffrantes, à celles qui seraient atteintes d'irritations, de déplacements ou d'engorgements de l'utérus ; de même qu'aux enfants étiolés et lymphatiques qu'on élève à l'ombre des cités, entre des rideaux et des tentures. Mais pour quelques cures heureuses qu'on leur doit, que d'accidents dont ils sont la cause et que la discrétion fait taire ! Citons ici quelques catastrophes, exemples puisés aux sources les plus respectables.

1. Apoplexie sanguine sur une femme de 69 ans, après un bain de mer d'une demi-heure... mort en 24 heures.

2. Bain de lame sur un garçon de 15 ans, le lendemain d'une accès de fièvre tierce ; mort la nuit même, dans l'accès suivant, qui fut formidable.

3. Fille de 35 ans, bossue et anévrismatique, qui, après un bain de mer de 10 minutes, tombe évanouie et oppressée, et meurt au bout de 13 heures.

4. Robuste cultivateur de 35 ans, en qui un bain de mer de trois-quarts d'heure provoque une diarrhée que

les bains subséquents transforment en dyssenterie ; mort
en 6 jours.

Que d'avortements et de fausses couches n'ayant pas
pas eu d'autres causes !

Bilazais *(Deux-Sèvres), à* 20 *kil. de Loudun et* 16 |*de
Thouars.*

Fontaine minérale tiède à peine (18° c.), qui il y a
30 ans ne paraissait sulfureuse que quand on y lavait la
lessive, qui avait grand besoin d'être aménagée et rendue
salubre, et que nous recommandons expressément de ne
prendre qu'en bains et jamais comme breuvage, à raison
de la catastrophe qui s'y est mémorablement produite en
1828, et dont nous avons parlé dans l'*introduction*
(page 17). — Le chimiste de l'Académie a déclaré, il y a
quelques années, que l'eau de Bilazais ne devait pas être
regardée comme véritablement minérale.

Cette eau a été conseillée pour les maladies de la peau,
le rifle, le mal saint-main, etc., dans les tumeurs blanches
et l'engorgement des glandes, etc.

Ces eaux, avons-nous dit, ne paraissent sulfureuses
qu'autant qu'on y a récemment lavé du linge, et elles contiennent dans le lavoir un tiers plus de principes fixes
qu'avant d'y entrer.

Un mot sur le funeste événement de 1828. Cette année
là, sur 15 à 20 malades, qui des villes voisines s'étaient
rendus à la source dite minérale, trois comme nous l'avons
dit périrent presque subitement et avec des symptômes
effrayants. Ces personnes, a-t-on dit, avaient dû exagérer la dose des eaux, en trop boire, prendre des bains
trop prolongés. Le fait est qu'elles éprouvèrent des acci-

dents inflammatoires, avec fièvre ardente, rétention d'u-
rines et transport délirant, douleurs atroces. On n'ouvrit
aucune enquête, mais on conçoit que la source resta pour
longtemps délaissée. Elle a dû être captée et récemment
restaurée. M. Morineau nous en a au moins exprimé le
dessein.

Bondonneau (*Drôme*), *près Montélimart.*

Source abondante (30,000 litres par jour), d'où jaillit
une eau alcaline gazeuse et carbonatée. Cette eau est
froide et peu saline, mais efficace et de nature mixte.

Elle ne renferme pas par litre beaucoup au delà d'un
demi-gramme de principes ; mais parmi eux figurent
l'acide carbonique pour une quantité fort notable (2/3 de
volume), de l'acide sulfhydrique libre ; des bicarbonates,
dont le moindre quant à la dose est le sodique ; 3 ou 4
sulfates, dont un paraît avoir pour base la potasse ; un
chlorure sodique, environ 3 milligrammes de bromure et
d'iodure alcalins, 2 milligrammes d'oxydes de fer et de
manganèse, qu'on trouve quasi partout, depuis qu'on l'a
trouvé à grandes doses aux eaux de Cransac ; enfin, quelques atomes d'arsenic, que M. Chevallier a trouvé dans
une centaine d'eaux, depuis que M. Tripier en signala la
présence dans celles d'Hamman-Mez-Khoutine. — Il ar-
rivera une époque où l'on trouvera dans la grande majorité des eaux non sulfureuses, l'iode, le brome, le manganèse, le nickel, la strontiane et l'arsenic ; et cela doit
être, car le mot de l'Evangile s'applique parfaitement
à l'analyse des eaux : « Cherchez et vous trouverez. »

== Cette eau, gazeuse bicarbonatée, à la fois sulfureuse, ferrée et bromo-iodurée, convient dans les mala-

dies strumeuses et dans quelques affections de la peau.
On en a même essayé dans certains asthmes, et même
dans des pulmonies catarrhales. Mais pour une source si
nouvelle, il ne peut encore exister que des essais thérapeutiques; voilà pourquoi nous avons tant insisté sur la
partie chimique, dont les enseignements autorisent au
moins quelques conjectures préalables.

Bourbon-Lancy (*Saône et Loire*), *à 324 kil. de Paris, et
36 de Charoles, chef-lieu de l'arrondissement.*

Sept sources, dont six sont thermales ; il en est dont la
température s'élève jusqu'à 57°.6 ; mais la plupart sont
tempérées. La source la plus chaude et la plus abondante,
nommée *Le Lymbe*, suffit à elle seule pour alimenter
d'eau minérale l'établissement des bains et la piscine. L'eau
est peu minéralisée, peu saline, puisqu'un litre fournit
à peine 2 grammes d'éléments salins formant résidu quand
l'eau est évaporée. Sur ces sels, c'est le chlorure de sodium ou sel de cuisine dont la dose prédomine. M. A.
Chevallier y a constaté une minime quantité d'arsenic.

= Bourbon-Lancy n'est guère fréquenté que par des
rhumatisants, des goutteux, et par quelques malades atteints
de coxalgies et de claudication. Elles ont toutefois réussi
dans la gravelle et les calculs, et c'est en reconnaissance
des bons effets qu'il en avait éprouvés pour de pareils
maux, que l'opulent marquis d'Aligre a mémorablement
doté la ville de ses somptueuses libéralités.

Les eaux de Bourbon-Lancy sont parfois conseillées
avec fruit dans les névralgies, mais c'est à la condition
qu'alors on s'abstient des douches, dont l'excitation augmente les douleurs ou en provoque. Ces douches agissent
quelquefois trop bien sur les rhumatismes, car elles les

déplacent, et plus d'une fois le mal s'est porté au dedans, par *métastase*, comme on dit. Or, mieux vaut un rhumatisme à la cuisse qu'à l'estomac ou au diaphragme. Car le médecin de Bourbon, comme le docteur Chomel, admet des rhumatismes internes de même que des rhumatismes externes, dont il atteste le déplacement fréquent. Sous ce rapport, il se défie des douches qui ne sont pas suivies de sueurs abondantes. C'est alors qu'il en appréhende quelque métastase viscérale.

Il y a là un médecin excellent, à en juger par ses rapports officiels que nous avons eus sous les yeux. Ce médecin déclare en toute sincérité que les meilleures guérisons de rhumatismes obtenues à ces eaux ne durent pas plus de trois ans. Il ajoute même que ce qu'il nomme des *rhumatismes contractiles* (sans doute des contractures douloureuses), n'en retirent aucun effet.

Ces eaux ont souvent remédié aux leucorrhées ou pertes blanches, mis un terme à l'aménorrhée (suppression des mois), et amélioré des engorgements de l'utérus, et c'est ainsi qu'indirectement elles ont paru remédier à la stérilité. On sait que c'est aux sources de Bourbon-Lancy que des historiens attribuent la fécondité jusque-là incertaine de Catherine de Médicis, qui ne devint mère qu'après dix années de mariage et à la suite d'un voyage à ces eaux, que Fernel avait conseillées. Il est vrai qu'elle s'était mariée à quatorze ans, avec un prince approchant du même âge.

N. B. Bourbon-Lancy est environné de sites si remarquables, que la République de 93 avait donné à cette ville, en remplacement du sien, le nom mérité de *Bellevue-les-Bains*.

Sans doute l'édilité de Bourbon fera un judicieux et patriotique emploi des trois millions et des splendides pro-

priétés dont le marquis d'Aligre a fait don pour les sources
qui l'avaient soulagé.

Bourbon-l'Archambault *(Allier)*, à 23 *kil. de Moulins*, et 314 *de Paris*.

Thermales et salines sont les eaux de Bourbon, dont la
température est de 51 degrés cent.

La source toujours bouillonnante, fournit 2,400 mètres
cubes d'eau toutes les 24 heures. On n'en connaît pas en
France de plus abondante. L'eau minérale dégage incessamment des bulles formées d'acide carbonique et d'azote,
et elle s'altère par le repos et le mouvement, par le
transport, principalement si elle a contact avec l'air. Elle
se décompose visiblement dès le réservoir ou bassin.

Un litre de ce liquide thermal fournit environ 4 grammes de principes salins cristallisés, mélange de chlorures,
de silicates, de sulfates et de carbonates, de crénate de
fer, et d'un bromure alcalin. Mais le chlorure de sodium
(sel marin) en est le principe prédominant.

Cette eau se rapproche de celle de Bourbonne-les-
Bains, toutefois plus saline qu'elle.

═ On prescrit l'eau de Bourbon-l'Archambault, dans les
maladies articulaires des membres, les maladies des os, les
rhumatismes, surtout dans les scrofules, le rachitisme et
les adénites du ventre et du cou ; comme aussi dans les paralysies équivoques et l'amaurose ou goutte sereine. Cette
dernière et grave affection réclame des douches oculaires
et palpébrales, pour lesquelles l'établissement possède un
appareil aussi simple que judicieusement conçu. L'invention
en paraît remonter au docteur Faye.

Les rhumatismes ne trouvent pas à Bourbon une guérison certaine ou durable ; ils y sont souvent aggravés, extrêmement aggravés. Ces eaux puissantes agissent mieux dans les scrofules et même dans les paralysies. Il n'y a pas jusqu'aux hémiplégies qui ne s'en trouvent bien : Elles y éprouvent fréquemment un mieux subit. Les guérisons d'emblée ne sont pas rares à Bourbon-l'Archambault. Malheureusement il en faut dire autant des aggravations.

Les médecins de l'établissement ont obtenu de beaux succès même dans la phthisie pulmonaire, mais à la condition expresse que ces phthisies, ne sont qu'une complication d'un mal encore plus organique et plus ancien. On y a vu disparaître de derniers et obtinés vestiges du mal syphilitique. Des tumeurs blanches s'y sont quelquefois résolues, mais chez des hommes seulement, pas chez les femmes, sans doute à cause des vicissitudes de leurs fonctions. — Il ne faut pas oublier que, grand intime de Balzac, dans sa jeunesse, M. le docteur E. Regnault est un homme d'esprit bon observateur.

Bourbon-l'Archambault possède deux hôpitaux, l'un militaire, l'autre civil, contenant ensemble trois cent deux lits ; mais le défaut d'espace y rend impossible l'établissement d'une piscine, ce que la grande abondance des eaux rend regrettable.

Même pour les affections organiques que ces eaux excellent le plus à combattre, le traitement doit être prolongé, longtemps employé. Il ne peut suffire de quelques jours pour fondre des engorgements scrofuleux ou restaurer des organes. Le prince de Talleyrand y passait des semaines chaque année pour ses vagues engourdissements et pour son pied.

Disons d'ailleurs qu'il arrive un moment où les eaux semblent aggraver les maux qu'elles avaient d'abord diminués et adoucis : il survient de la fièvre et une insomnie qui persiste à raison de la douleur qui s'exaspère. C'est alors qu'il convient de suspendre le traitement thermal.

Ces eaux sont tellement irritantes, que, pour administrer utilement des douches, ces douches doivent porter non directement sur le mal, mais vis-à-vis l'endroit où la douleur a son siége. On est même obligé quelquefois de donner cette espèce de douche, que le médecin inspecteur appelle *marine*. Cela signifie que, quand la douleur est trop vive, on laisse tomber la douche dans le bain vis-à-vis l'endroit douloureux, qui de la sorte n'en reçoit que les douces ondulations. C'est donc une douche à travers l'eau du bain. — Les eaux thermales gagnent à être administrées à une température modérée, plus calmante qu'une chaleur excessive. Cette condition de chaleur douce est d'ailleurs favorable à l'absorption des principes salins du bain. On boit les eaux très-chaudes, mais le bain doit être d'une chaleur tempérée. — Les animaux montrent une grande prédilection pour ces eaux de Bourbon, qu'on appela *eaux de Bruges* en 93.

L'abondance des eaux est telle, qu'il se produit par jour, à la source, 240 grammes d'iodures alcalins, et près de 5 kilos de bromures.

On trouve, à Bourbon-l'Archambault, une nouvelle conferve à laquelle le savant M. Brébisson a donné un nom.

Bourbonne-les-Bains *(Haute-Marne)*, à 40 *kil. de Langres, et* 304 *de Paris.*

Eaux salines thermales, très-puissantes par l'élévation de la température et l'abondance des principes salins, et justement célèbres.

On y trouve par litre de 7 à 9 grammes de sels, dont la quantité et les proportions sont sujettes à varier, ainsi que s'en est assuré M. Chevallier, dont cette contrée est la patrie. La température n'en est pas non plus toujours la même : elle varia, par exemple, sensiblement en 1842 et 1851.

Voici quels sont les noms des sources, et quelle en est la température respective :

1. La fontaine de la place. . . . . . . 58° 75 c.
2. La fontaine ou puisard des bains.
    civils. . . . . 57. 50.
3. Le bain Patrice (servant aux bains
    militaires.) . . . . 50 »

Indépendamment des bains isolés, Bourbonne possède 4 piscines, deux civiles et deux militaires. — Bourbonne est à peu près le seul établissement thermal de l'Empire, où aucun bain ne peut être pris sans l'agrément et le visa du médecin. Notre sentiment est que, dans l'intérêt le plus sérieux des malades, il devrait en être partout ainsi.

Ces eaux énergiques sont principalement employées : 1° dans quelques maladies de la peau, telles que dartres et éruptions spéciales ; 2° dans les arthrites chroniques, les rhumatismes et les paralysies musculaires ; 3° dans les tumeurs blanches et les adénites scrofuleuses ; 4° dans les plaies compliquées et les ostéites ; 5° dans les contractures des membres et les paralysies musculaires ; 6° dans les maux topiques, tels que graves contusions, entorses, suites de fractures, etc.; 7° dans certaines fièvres d'accès, compliquées d'engorgements des viscères, en particulier de la rate.

Sur 700 malades traités, dans une saison à l'hôpital militaire, on a obtenu 118 guérisons, et près de 400 améliorations. Mais nous répétons ici ce que nous avons dû dire ailleurs, c'est que les traitements militaires sont ordinairement les plus prospères, à raison de la régularité de la vie, de la jeunesse des malades, et d'une discipline à laquelle tous doivent et accordent docilité et soumission.

Ces eaux ne réussissent point dans les paralysies avec tremblement, provenant ordinairement d'une myélite ou inflammation chronique de la moelle épinière. Au contraire, on les voit souvent efficaces dans les coxalgies chroniques, les demi ou fausses ankyloses, de même que dans les tardives manifestations d'autres maux plus graves, tels que périostoses, exostoses, gomphoses, éruptions spécifiques, ozènes, caries, et douleurs des os, qui font le tourment des nuits.

Nous sommes entré dans des détails à ce sujet en 1847, à l'occasion d'un rapport provoqué par le ministre M. Cunin Gridaine, et où nous eûmes à comparer, au point de vue thérapeutique, les eaux minérales de Barèges, de Balaruc et de Bourbonne. On tourmentait le ministre pour qu'il achetât Balaruc au nom de l'Etat.

Ces eaux augmentent d'énergie dans les temps chauds et secs. En 1842, par exemple, où l'été fut magnifique et la chaleur ardente, trois baigneurs de Bourbonne moururent à leur retour des eaux : deux, d'une attaque apoplectique ; le troisième, d'une fièvre ményngitique et dans un violent délire, après deux jours de maladie.

Les *trois ordres de maladies* sur lesquelles les eaux de Bourbonne ont l'action la plus favorable, sont les rhumatismes articulaires et leurs suites chroniques ; les névralgies, en particulier les sciatiques ; les maladies des os et surtout celles des jointures. Il n'est pas rare qu'à Bourbonne on donne à l'action des eaux l'électricité pour auxi-

5.

liaire. On en reconnaît, on en discerne l'effet, en ce qu'il est subit, tandis que l'action des eaux met plus de lenteur à se prononcer.

— Pour les maux topiques, on fait un fréquent usage des boues de Bourbonne, dans lesquelles Vauquelin et depuis lui M. A. Chevallier ont trouvé cinq parties pour cent de fer oxydé, et 64 p. °/° d'acide silicique. On y a également trouvé de l'arsenic, et même on a pu l'obtenir en anneaux, suivant les prescriptions et à l'exemple d'une commission de l'Institut, dans les expériences et le Rapport auxquels donna lieu l'affaire Lafarge. (1841).

P. S. Un fait qu'il faut noter, c'est que les cheveux et les gencives ont beaucoup à craindre des eaux de Bourbonne.

Ces sources, comme celles de Bourbon–l'Archambault, de Néris, de Vichy et de Plombières, appartiennent à l'Etat.

Bourboule *(Puy-de-Dôme)*, *à environ 6 kilomètres du Mont-Dore, commune de Murat-le-Quaire.*

Les cinq sources thermales de Bourboule ont de 32 à 52°. c. de température ; une 6° source est froide.

Ce sont des eaux salines, dont un litre renferme de cinq à six grammes de sels, parmi lesquelles prédominent le chlorure et le bi-carbonnate de soude. Ces deux sels à eux seuls fournissent les deux tiers et même les 5/6ᵉˢ. des principes salins. C'est le grand bain qui en contient le plus.

En conséquence, ces eaux sont excitantes et ne conviennent qu'à des personnes affaiblies, lymphatiques, peu sensibles et voisines de l'inertie, en fait de réaction. On a coutume de tempérer et de mitiger ces eaux, même pour les malades ordinaires. A plus forte raison des personnes en pleine santé et douées d'énergie s'en trouveraient mal.

═ On conseille les eaux de Bourboule dans les scrofules, dans les rhumatismes et les paralysies. Les bains sont de courte durée, comme à Balaruc; et leurs meilleurs effets sont pour les scrofuleux.

Une des sources, nommée *source de la fièvre*, reçoit plus de fiévreux qu'elle n'en guérit.

Dans l'été de 1846, sur 164 rhumatisants et scrofuleux, etc., 89 parurent guéris, et 63 soulagés ; 12 cas, restèrent sans soulagement. Beau succès.

Les bœufs et les vaches, tant qu'ils se portent bien, ne recherchent point cette eau minérale; ils n'en boivent pas. Mais on les voit s'y abreuver instinctivement, quand ils ont la maladie qu'on nomme *lèche*. Alors ils boivent aux sources durant 6 jours, après quoi la maladie paraît cesser, et d'eux-mêmes ils s'en éloignent.

La lèche est une espèce de dépravation de l'appétit, comme est le *pica* chez l'homme. Un animal atteint de ce mal promène la langue sur toute sorte de corps et lèche la terre en soufflant. C'est une sorte d'hystérie.

N. B. La Bourboule est remarquable par la multitude de conferves qui croissent dans les fontaines, circonstance assez rare dans les eaux de l'Auvergne.

Bué *(Hautes-Pyrénées), près de Saint-Sauveur, et dans le Village de Viscos.* Voir Viscos.

La source de Bué est ferrugineuse et froide.

Bussang *(Vosges), à 28 kil. de Remiremont. Les Allemands appellent Bussang, Biltzenbach.*

Eaux alcalines et ferrugineuses froides, provenant de trois sources : deux dites *d'en bas,* les plus fortes, et une autre, dite *d'en haut,* qui renferme à peine des parcelles de fer, mais qui contient des silicates et du chlorure de soude.

Un litre de l'eau de Bussang contient un gramme 57ᶜ de sels : chlorure et sulfate de soude, carbonates sodique, calcaire et magnésien, crénate de fer et arsenic, silicate, etc. ; et de plus de l'acide carbonique qui rend l'eau pétillante, aigrelette et appétissante. Le bicarbonate sodique l'emporte sur le calcique; condition heureuse à laquelle l'eau de Bussang doit son renom, comme son efficacité.

== Aucune eau minérale ne se montre plus efficace dans les affections gastriques et viscérales, dans la dyspepsie, la chlorose, la gravelle. On a eu à s'en louer dans la Pellagre. Aucune n'est plus légère à l'estomac, et pourvue d'un gaz plus adhérent, si l'on peut dire ainsi ; pas une ne supporte aussi bien le transport. Presque aucun malade n'en va boire ; on l'exporte, soit dans les établissements thermaux du voisinage, soit en France et à l'étranger. Il s'en fait de toutes parts une grande consommation. Toutefois, les trois sources ensemble ne fournissent que 2,500 litres par journée de 24 heures. On en abuse sans profit, quand on en boit au delà d'un litre dans une matinée.

M. Lemolt, ancien procureur royal révoqué en 1830, et dont le frère, médecin, était inspecteur à Bourbonne-les-Bains, avait composé avec cette eau un *vin de Bussang* qui eut des partisans et du succès vers 1835, vanté qu'il fut alors par le docteur E. Pariset.

Les sources de Bussang sont à deux kil. de Bussang même.

Cadéac *(Hautes-Pyrénées), à 34 kil. de Bagnères de Bi gorre, et tout près d'Arreau.*

Les eaux de Cadéac sont peu connues, et n'ont été qu'incomplétement analysées, bien que M. Fontan ait savamment disserté sur la cause qui les rend louches. Cependant elles ont pour elles deux établissements hydrologiques et un médecin inspecteur, qui sans doute nous renseignera à l'avenir sur leurs vertus distinctives.

On n'est pas encore fixé sur la base de leur sulfure, ni même sur la certitude qu'elles en aient un : doute que ne partage nullement le savant docteur Gintrac, de Bordeaux.

Camarès *(Aveyron), à 24 kil. de Saint-Affrique, assez près d'Aubin.*

L'établissement ou plutôt les sources sont à deux lieues de Camarès même, vers la montagne. — Bicarbonatées et gazeuses, les neuf sources froides et notoirement ferrugineuses de Camarès se trouvent groupées et utilisées dans trois établissements hydrologiques, qui portent les noms d'*Andabre*, de *Prugne*, et du *Cayla*.

Ce dernier établissement est alimenté par trois sources différemment ferrugineuses, comme celles de Forges et qui portent les noms de Magdeleine, — Rose, — et Princesse. La première, qui est la plus saline, tient le milieu quant au fer, dont *la Rose* renferme une dose plus forte.

= On prescrit ces différentes eaux dans les névralgies et la gravelle, dans les gastralgies, la chlorose et les leucorrhées, et généralement dans les affections anhémiques, qui sont l'opposé de la pléthore. Chaque source, au reste, a ses propriétés, ses effets, et des destinations particulières quant aux cures.

Cambo *(Basses-Pyrénées), à 11 kil. de Bayonne, canton d'Espelette.*

Le bourg de Cambo a deux sources minérales.

L'une est froide et faiblement minéralisée. On y constate un grain (0gr.05) de fer par litre.

L'autre source, qui est sulfureuse ou plutôt hydrosulfatée, contient par litre d'eau environ 20 centigrammes de sels, tels que sulfates, carbonates, chlorure de chaux et de magnésie, mais rien de sodique, ce qui place cette eau dans un rang secondaire. Comme elle n'a qu'une température de 20 à 22 degrés c., elle ne peut être prise en bains qu'autant qu'on fait intervenir la chaleur artificielle. Cette eau est parfois laxative.

== On la conseille dans les affections de la peau et de la poitrine (la source sulfureuse) ; dans les gastralgies et la dysménorrhée (la source ferrugineuse) ; dans les scrofules et les pâles couleurs (les deux sources à la fois). Les rhumatismes ne guérissent pas à Cambo.

Quelques malades prennent concurremment ou alternativement de l'eau des deux sources, dont l'effet se confond et se corrobore.

On guérit à Cambo deux dyspepsies sur cinq ; — une gastralgie sur trois, — trois fièvres intermittentes sur cinq ; — et tout au plus un cas de chlorose sur sept. C'est au moins ce qu'affirme l'inspecteur de Cambo.

N. B. On prend à Cambo des bains en toute saison. Voici quel a été, pendant deux années, le chiffre des baigneurs, selon l'époque ;

janvier, février, mars. . . .	2 baigneurs,
avril.	4 —
mai.	69 —
juin.	61 —
juillet et août.	77 —
septembre.	188 —
octobre.	35 —

novembre.   80   —
décembre.   4   —
                         —————
                          520

On voit par cette note que Cambo a des malades toute l'année, surtout en septembre, mai, et même novembre, alors que les grands établissements ne sont pas encore ouverts ou sont déjà fermés. Ces 520 malades représentent une dépense totale de 4,845 fr., tant la vie est peu dispendieuse dans cette heureuse contrée.

— La source sulfureuse froide de *Garris*, dans le même département, ressemble beaucoup à celle de Cambo, et est dépourvue comme elle de sulfure sodique. Mais elle fournit assez d'eau pour alimenter 40 bains par jour.

Mêmes vertus que Cambo.

M. Salaignac, de Bayonne, a bien étudié chimiquement l'eau de Garris, laquelle possède un établissement convenable, mais pas encore d'inspecteur.

Capvern *(Hautes-Pyrénées), à* 19 *kil. de Bagnères.*

Deux sources tièdes alimentent un établissement thermal, où l'on est obligé d'élever artificiellement la température de l'eau. Elles sont inégalement stimulantes : on assigne la grande source aux sujets peu irritables, et la source *Bouridé* aux malades qui sont le plus susceptibles de réaction. Ces eaux, salines et ferrugineuses, *sont laxatives.* Et cependant un litre d'eau renferme à peine 2 gr. de principes salins, et seulement 2 c. de fer (0gr.02).

═Les eaux de Capvern sont principalement employées pour amortir les hémorrhoïdes et les réduire à l'état de *marisques.* On les emploie aussi dans l'extrême constipation et contre l'engorgement des viscères et les congestions cérébrales. Le docteur Tailhade obtient des succès qu'on s'explique aisément quand on a vu, comme nous, ses rapports annuels, qui signalent un médecin aussi sage qu'instruit et judicieux.

Carcanières *(Ariège) et* **Escouloubre** *(Aude), à une distance à peu près égale de Foix et de Limoux. Les deux établissements, comme ceux d'Availles et d'Absac, ont un même inspecteur, bien que relevant de deux départements et de deux préfets, ce qui doit engendrer quelques conflits.*

Les sources sont nombreuses (de 18 à 20) dans les deux localités. Il y en a de sulfureuses et d'alcalines; mais, à peu d'exceptions près, toutes sont abondantes et thermales du plus au moins (24 à 59° c.), ce qui a motivé l'érection simultanée de trois établissements. A elles seules, les sources de Carcanières en ont deux. Comme les sources principales et les plus sulfureuses ont une température élevée, il en résulte que l'eau se décompose par le mouvement et le transport, ce qui nuit à leur exportation.

Voici le nom des 12 sources de la Carcanières :

Sources, la Régine, — Miss, — de Campaussy, — du Bain fort, — de la Canalette, — Siméon, — Marie, — de Roquelaure, — buvette de Roquelaure (Sud), — buvette de Roquelaure (Nord), — Basse du Torrent, — la Barraquette, la seule dont la saveur soit douce et sucrée. Les autres sentent le soufre au degré le plus flagrant.

La source *Barraquette,* la seule qui soit alcaline, alimente presque à elle seule le grand *établissement Roquelaure.*

Les autres sources de Carcanières contiennent toutes du sulfure de soude dans la proportion de 27 milligr. (0.gr.027) par litre d'eau, ce qui leur donne de la ressemblance avec quelques vraies sulfureuses des Pyrénées.

Nous n'entrons dans ces détails que dans la persuasion que Carcanières, aujourd'hui localité inconnue, est appelée à de fructueuses destinées.

= Déjà ces eaux sont conseillées dans les catarrhes et les bronchites chroniques; telles sont les seules conjonctures où l'on en ait essayé avec avantage.

Castéra-Verdusan (Gers), à 8 kil. d'Auch.

A Castéra-Verdusan jaillissent 3 sources, deux de nature sulfureuse, la troisième ferrugineuse, et toutes les trois marquant 24° de chaleur, à de très-faibles différences près. L'établissement thermal est assez beau, mais l'analyse des eaux laisse à désirer. On n'y a constaté ni iode, ni brôme, ni le principe arsénical, ni même de sulfure sodique, élément essentiel de toute eau sulfureuse recommandable. C'est à peine si l'on sait encore chauffer les eaux de Castéra par les procédés utilisés dans le Nord de la France, contrée plus progressive que le Midi.

— On guérit à Castéra-Verdusan plus de chloroses, plus de leucorrhées, de gastralgies et de gastrites chroniques, que de rhumatismes et de bronchites. La source ferrugineuse réussit mieux que les deux sulfureuses.

Quant à cette source ferrugineuse, on y a constaté 1 gr. 27 par litre de sels carbonatés, sulfatés, chlorurés, et un grain ou 0 gr. 05 de fer oxydé. C'est de Castéra que le docteur Capuron a été pendant 30 ans l'inspecteur.

P. S. A *Lavardens,* non loin d'Auch, on trouve une

source presque tiède (18° c.) qu'on nomme dans le pays la *fontaine chaude ;* c'est une eau faiblement ferrugineuse dont un litre renferme à peine 5 à 6 milligr. de fer crénaté et tout au plus 0.05 c. des 11 principes différents que l'analyse chimique y a constatés. Toutefois on l'ordonne en boisson pour favoriser les mois et supprimer des sécrétions incommodes.

Cauterets (*Hautes-Pyrénées*), *à* 13 *kil. d'Argelès, et* 81 *myriamètres de Paris.*

Il y a à Cauterets jusqu'à neuf établissements thermaux, qu'abreuvent et où se concentrent 20 sources distinctes, qui n'ont ni la même température, ni la même puissance sulfureuse. Leurs propriétés médicinales diffèrent également ; au moins ne donne-t-on pas à toutes la même destination thérapeutique. — On en voit de toutes les températures, depuis 30° cent. jusqu'à 55 (la source des œufs, ainsi nommée par ce que des œufs y cuiraient). — Les principales sont la source des Espagnols ; — celles de César, — de Pause, — de Bruzaud ; — celle de la Raillère (consacrée aux affections de la poitrine) ; — celles du Pré, — du Bois, — du Petit Saint-Sauveur ; — celles du Maouhourat (qui n'a pas d'établissement), — de Larramiau, etc.

Ces sources réunies fournissent au delà de 350 mille litres en 24 heures ; en sorte que, à 250 litres par bain, Cauterets pourrait fournir 1,400 bains par jour.

Toutes ces sources contiennent, de même que les différentes eaux sulfureuses dont s'enrichit cette contrée, qui serait si pauvre et si délaissée sans elles, des sulfure, chlorure, carbonate et silicate de sodium; des sels calcaires et magnésiens, de l'azote et de la barégine ou glairine, mêlée de sulfuraire, et même de l'iode et du brôme, en minime quantité. Le sulfure de sodium, quant à lui, s'y présente à la dose d'un à trois centigrammes par litre d'eau (de 0 gr. 01 à 0 gr. 03). — Leur énergie curative est au reste proportionnée aux quantités de ce sulfure. Les sources fortes de César, des Espagnols et de Pause, sont celles où la dose de ce principe essentiel s'élève jusqu'à trois centigrammes par litre, et quelquefois au delà de 0 gr. 03. Les autres sources en contiennent tout au plus de douze à dix-neuf milligrammes (0 gr. 012 à 0 gr. 019). Il ne nous a pas paru que les appréciations des chimistes Longchamp, Fontan, Henry et Filhol, différassent beaucoup, quant au dosage du principe sulfureux.

= Les bronchites chroniques et les phthisies catarrhales sont principalement et presque toujours adressées à la source de la Raillère, source isolée et un peu éloignée du bourg, et dont les eaux sont des plus tempérées et des plus douces : la Raillère est comme une succursale des Eaux-Bonnes. C'est ordinairement par cette source que les traitements débutent comme étant la moins irritante.

On envoie également à Cauterets, et avec fruit, des maladies de la peau, des gastralgies ou névroses gastriques, d'anciennes affections cachées, et même quelques paralysies non cérébrales. Elles conviennent aussi dans de certains engorgements indolents des viscères; dans l'asthme humide, surtout s'il est sans altération organique, et même dans des rhumatismes chroniques s'attaquant aux jointures des os plutôt qu'aux muscles.

Ces eaux sont toniques, et souvent trop excitantes, quoi qu'en puissent penser les partisans passionnés de l'*hypos-*

thénie, ou abaissement des pulsations artérielles résultant de l'effet des eaux (1).

Superflu de dire qu'on administre ces eaux sous toutes les formes, en breuvages, bains, douches, vapeurs, inhalation.

Le sage et expérimenté docteur Buron redoutait tellement les propriétés stimulantes des eaux de Cauterets, même à la source plus faible de la Raillère, qu'il se bornait souvent à prescrire des demi, des quarts de bain, des bains de siége, et même des pédiluves et des manuluves, ou des bains entiers dont la durée ne devait pas excéder dix minutes, ce qui suffisait pour provoquer une abondante transpiration.

C'est ainsi que cet excellent médecin, en 1832, traita le doyen Orfila, qui dès son arrivée à Cauterets demandait imprudemment et sans compétence un bain entier, que le docteur Buron lui refusa par dévouement.

— Ayant positivement demandé au médecin inspecteur de Cauterets, comme à ses collègues de Barèges et de Bourbonne, quelles étaient les *trois maladies* pour les quelles ses sources thermales avaient en conscience l'efficacité la moins incertaine et la plus constante, le docteur Buron me cita, sans hésitation :

1º L'Asthme essentiel, sans altération organique (affection rare il est vrai, à cet état de simplicité et d'isolement);

2º Les rhumatismes chroniques (les eaux thermales les

____

(1) On ne songe pas assez que cet abaissement du pouls, son ralentissement, témoigne presque toujours d'un surcroit d'énergie. C'est un signe de force, non de faiblesse; en sorte que cette prétendue hyposthénie atteste, en réalité, une *hypersthénie*. Il y a donc, en ce point, une erreur à redresser en M. Giaccomini et son école.

soulagent toutes, comme thermales, et abstraction faite
de leur nature) ;

3° Enfin les gastralgies ou névroses gastriques, et il
se garda bien de citer la phthisie pulmonaire.

Nos observations personnelles depuis 28 ans ne dé-
mentent en rien les assertions certainement véridiques et
éclairées du docteur Buron.

P. S. Cette année même, une nouvelle source, distincte des anciennes et ne leur causant aucun préjudice,
a été découverte à Cauterets, tout près de la source César, par M. Abbadie. La température en est de 42°c., et
elle contient par litre intégralement 0.23ᶜ de principes
fixes, et spécialement 0.019 mill. de sulfure de soude.
L'Académie a déclaré au ministre qu'il y avait lieu d'autoriser l'exploitation de cette source nouvelle.

Celles (*Ardèche*), *commune de Rompon, canton de la
Voulte, à 16 kil. de Privas.*

Les sources de Celles, toutes ferrugineuses, carboniques et froides, sont au nombre de cinq. Chacune a son
nom, et elles sont vouées respectivement à une spécialité
distincte.

Une des cinq, obtenue d'un forage artésien de 20 à 30
mètres de profondeur, a une température de 25° cent. et
renferme près d'un volume d'acide carbonique ; elle a
donné motif à l'érection d'une établissement de bains, de
même qu'à une fabrique d'eaux gazeuses et de limonades.

Les sources de Celles, fort délaissées et tout à fait méconnues il y a trente ans, furent tout à coup révélées au
monde médical par un médecin instruit et industrieux, feu
le docteur Barrier, leur propriétaire. Ce docteur ne se

borna pas à proclamer leurs propriétés, toniques, fébrifu-
ges, emménagogues (propices aux fonctions sexuelles), et
stimulantes ; il déclara qu'outre leurs bons effets dans
les entérites chroniques, les diarrhées persistantes et
les flux indolents, elles avaient la vertu beaucoup plus
précieuse et plus rare de *fondre les tumeurs squir-
rheuses*, et de *remédier au cancer*. Quelques praticiens
renommés de Paris, nommément Récamier et Amussat,
envoyèrent à Celles un certain nombre de tumeurs mam-
maires d'une nature inquiétante, et ils parurent d'abord
satisfaits de ces essais.

Mais bientôt, ouvrant les yeux sur de nouveaux faits en
plus grand nombre, ces deux hommes, si compétents et si
consciencieux, renoncèrent à conseiller ultérieurement les
eaux de Celles qu'ils avaient d'abord estimées et vantées.

Récemment encore, lorsqu'on priait M. Barrier d'indi-
diquer le nom et l'adresse de quelque cancéreux guéri par
lui et par ses sources, il se réfugiait avec réserve dans
l'absolue discrétion qu'en effet la convenance, la morale
et la loi prescrivent au médecin.

Nous ajouterons sans aucun développement que l'approbation peu durable d'Amussat et de Récamier a eu des
conséquences qu'ils auraient pu prévoir, et qu'il serait
maintenant bien difficile de combattre ou de faire cesser.

La Chaldette *(Lozère), à* 36 *kil. de Marvéjols, et non
loin des eaux de Bagnols.*

Unique, et de nature saline, la source de la Chaldette
a naturellement la température qui convient le plus aux
bains (de **33** à **35°** c.). On nous a affirmé cependant
qu'on est obligé de chauffer l'eau.

⸗ Douce comme celles de Néris, l'eau de la Chaldette soulage les douleurs nerveuses, et elle a quelquefois remédié à des gastrites chroniques, sans mouvement fébrile. Elle a donné de bons résultats dans quelques maladies de la peau ou des glandes, et surtout dans les affections médiocrement irritatives de l'utérus, dans les engorgements non squirrheux, mais flexibles et encore mous.

Il faut non pas en conseiller l'usage, mais l'interdire, quand il y a tubercules pulmonaires ou affections palpitantes du cœur : car alors elles nuiraient, elles aggraveraient le mal. Quant aux scrofules, elles sont insuffisantes à les guérir. « Elles excitent, dit l'inspecteur, un appétit si excessif, que la satisfaction en serait périlleuse. » On les a vues provoquer la diarrhée et troubler le sommeil; elles requièrent en conséquence un régime fort tempérant. — Fréquentées par des campagnards, elles ne sont pas dispendieuses : la saison n'est que dix jours pour chaque baigneur.

Sur 100 malades (nombre habituel) cinquante et quelques partent soulagés, et sept guérissent, ce qui doit paraître satisfaisant.

Challes *(Savoie), à 4 kil. de Chambéry.*

2 Sources sulfureuses froides, qui renferment de l'iode à l'état d'iodure alcalin. L'eau minérale de Challes contient de la barégine comme nos eaux des Pyrénées. Mais la source ne débite que 1,500 litres par 24 heures, ce qui ne suffirait pas pour administrer des bains. Cette eau est limpide, sans odeur, ou d'une odeur peu sulfureuse (comme les bonnes sources du Midi) tant que l'air ne l'a pas altérée, jaunie, décomposée et troublée par son contact. Assez

riche en sulfure neutre de sodium, elle ne fournit néanmoins que près d'un gramme (0gr. 85c ou 17 grains) par litre de principes fixes, la plupart solubles. Le chimiste de l'Académie y a signalé jusqu'à 18 substances; et le sulfure de soude seul y figure et compte pour environ un tiers de gramme (0gr. 30), dose élevée que ne réalisent qu'un petit nombre des eaux sulfureuses des Pyrénées, mais que celle de Luchon dépasse.

Elle peut être chauffée et exportée sans décomposition ni dommage. Trop peu abondante pour être administrée en bains nombreux, on en fait partout usage en boisson, et à l'étranger encore plus qu'à la source.

= On l'emploie surtout contre les dartres, les goîtres, les scrofules, les bronchites et flux chroniques, contre les rhumatismes et les douleurs.

Les vétérinaires de la contrée, à l'imitation et d'après les leçons de l'ancien vétérinaire en chef de la Savoie, font un grand usage des eaux de Challes, principalement contre le farcin, la morve chronique, contre les dartres et la gale, dans les engorgements lymphatiques, les toux chroniques, la *pousse*, et les affections vermineuses. La médecine humaine, en de pareils faits, peut puiser d'utiles enseignements.

Charbonnières *(Rhône)*, *à* 8 *kil. de Lyon.*

On trouve dans le joli village de Charbonnières non-seulement l'ancienne source, où les malades n'ont pas cessé de puiser pour breuvage, mais une autre source, également ferrugineuse, et récemment découverte, tout aussi froide que l'ancienne, mais qu'on chauffe pour en composer des bains.

Peu minéralisées, les eaux de Charbonnières contiennent tout au plus un grain (0gr.04) par litre de fer crénaté, et du reste très-peu de bicarbonates, quoiqu'ils abondent dans les contrées voisines.

= Il se rend à ces sources beaucoup moins d'hommes que de femmes, à raison de leur action notoire sur l'organe utérin et les flux chroniques. On en conseille l'usage dans l'anhémie, la chlorose, la dysménorrhée, et dans les ménorrhagies passives. On les ordonne aussi contre la leucorrhée et les scrofules. — Il est rare qu'on administre ces eaux sans quelque auxiliaire pharmaceutique.

Lyon est peut être la ville où les eaux minérales et les remèdes de toute nature comptent le plus de partisans passionnés.

— A quelque distance de Lyon, on trouve deux sources ferrugineuses qui valent la source de Charbonnières ; ce sont celles de *Rochecardon* et de *Sarcey.* La première surtout à beaucoup de valeur (celle de Rochecardon), à raison de l'iode et du manganèse qu'elle contient. Chaque litre renferme 0.03 centigr. de fer et 0.02 c. de maganèse, ce qui est rare et précieux. Aussi réussit-elle dans l'anhémie, la chlorose, la leucorrhée, et généralement dans les dérangements menstruels des femmes et des vierges : malheureusement elle a trop peu d'abondance pour qu'on en compose des bains.

Château-Gontier *(Mayenne), à 30 kil. de Laval.*

Eaux ferrugineuses, froides et abondantes (1,700 litres par heure). Mille grammes (un litre) renferment moins d'un gramme et demi de seize différents principes, la plupart salins, et environ 1/8e de volume d'acide carbonique libre.

6

Au nombre de ces seize principes, on compte des bi-
carbonates terreux; des sulfates de soude, de chaux, de
magnésie; des chlorures de soude et surtout de magnésie;
un azotate, du fer crénaté et carbonaté, des traces de
manganèse et d'arsenic, de la silice et de l'alumine, et de
la matière organique ou espèce de fausse glairine. —
Quand ces eaux sont transportées, le fer s'en sépare,
ainsi qu'en plusieurs eaux de nature comparable. On a
rapproché ces eaux de celles de la Géronstère, à Spa.

Cette source, déjà connue, n'a pris quelque importance que grâce aux soins fort éclairés que lui consacra
le docteur Bayard, médecin légiste qui dut s'exiler de
Paris en 1848. Son seul tort peut-être, si j'ose le dire,
fut de donner à la source de Château-Gontier le nom de
Pougues, déjà porté par des eaux fort anciennement
connues. Or, un nom, c'est une propriété, et quelquefois
une fortune.

= Ces eaux sont ordonnées dans les maux d'estomac.
— Les digestions laborieuses et lentes, — les leucorrhées, les dysménorrhées, la chlorose et dans toutes les
conjonctures où les règles coulent irrégulièrement, difficilement, ou se font attendre, ce qu'expriment les mots
qui précèdent.

MM. Mahier, père et fils, le père pharmacien-chimiste,
le fils médecin éclairé et studieux, ont tout ce qu'il faut
pour donner vogue, réputation et vertus aux eaux dont
nous venons de parler et qu'ils administrent.

Châteauneuf *(Puy-de-Dôme), à 20 kil. de Riom.*

Sources fortement bicarbonatés, au nombre de 14, dont
plusieurs sont thermales (de 29 à 40° c.). Elles renfer-

ment de l'iode, et l'acide carbonique s'y trouve à la dose élevée d'un volume (2 gr. par litre).

Elles sont presque aussi minéralisées que celles de Vichy, de Vals et de Cusset, puisqu'un litre contient près de sept grammes de principes, presque tous à l'état de bicarbonates. L'acide carbonique toutefois est compris dans les 7 grammes. Le bicarbonate sodique prévaut sur les autres éléments, ce qui est un grand avantage pour elles.

Malheureusement ces eaux sont exposées à des inondations qui les privent de leurs vertus durant une partie de la saison.

= On les prescrit dans les affections gastriques, utérines et rénales : dans les gastrites chroniques, les arthrites peu douloureuses, et les tumeurs blanches.

L'efficacité de ces eaux se signale promptement et est à peu près constante. Un de leurs effets est de constiper, et c'est leur principal inconvénient.

Les bains de Châteauneuf rendent promptement alcalins, non-seulement le fluide urinaire, mais toutes les sécrétions. Ce caractère alcalin, les humeurs le revêtent plus vite dans les piscines que dans les baignoires. Tandis qu'il ne se prononce dans les baignoires qu'au bout de 30 à 45 minutes, il est déjà tout effectué dans les piscines après 10 à 15 minutes. D'où vient cette différence ? C'est que dans cette baignée en compagnie ou en piscines, la vie a plus de vivacité, la circulation du sang plus de prestesse, l'existence plus d'animation ; d'où il suit que l'apparente alcalinité des humeurs, qui n'est réellement qu'une élimination des sels absorbés dans le bain, doit être plus rapide dans les circonstances où la vie a le plus d'amplitude. Les piscines sous ce rapport ajoutent beaucoup à l'efficacité des eaux.

Châteldon *(Puy-de-Dôme), à 16 kil. de Thiers.*

L'eau minérale de Châteldon est alcaline et froide, gazeuse en outre, et d'un goût agréable. Châteldon compte cinq sources, moins ferrugineuses que celles de Spa, mais plus que celles de Vichy, exception faite à Vichy de la source des Célestins, comme de la source de Sainte-Elisabeth à Cusset.

Plus de 4 à 5 grammes de sels, alcalins pour la plupart, sont contenus dans un litre de cette eau ; mais le fer n'y compte que pour trois centigrammes (0 gr. 03), et de l'arsenic en quantité fort minime s'y trouve joint.

== Ces eaux sont employées avec succès dans les catarrhes chroniques de la vessie, dans les pertes blanches, la leucorrhée, dans les dérangements de l'estomac, la gastrite chronique, les gastralgies, et enfin dans la gravelle urique et les affections utérines.

— On a remarqué qu'il y a beaucoup d'enfants à Châteldon, et de là la conclusion paradoxale que ces eaux seraient aphrodisiaques. Ce surcroît de population indiquerait au moins que ces sources si recherchées augmentent l'aisance du canton.

Châtel-Guyon *(Puy-de-Dôme), à 4 kil. de Riom.*

Châtel-Guyon compte 7 sources, qui débitent par heure 9,420 litres d'eau thermale à 34° c. : chaque litre renferme de 5 à 6 grammes de principes fixes, que la prompte dispersion de l'acide carbonique rend en partie insolubles. Ce sont des eaux incrustantes comme celles de Saint Alyre et de Royat; et des savants ont supputé que les 7 sources accroissent le sol d'environ 240 gr. 20 c. par minute, soit 12 millions et demi de kilog. par siècle.

Ces eaux, laxatives, contiennent des sulfates, carbonates et chlorures à bases terreuse et sodique ; de la silice, de l'alumine et du fer crénaté, et de plus environ 3/4 de volume d'acide carbonique libre.

Les deux sources les plus notables sont la *Vernière*, formant buvette, et la fontaine d'*Azan* ou du *Gargouilloux*. Cette dernière alimente deux piscines.

= On recommande ces eaux purgatives dans les inflammations chroniques des organes digestifs et les obstructions viscérales du ventre, comme aussi contre quelques maux topiques et dans la scrofule.

La fontaine d'Azan, une des 7 sources, possède deux piscines où peuvent se baigner simultanément 12 personnes.

A l'inverse des eaux de Vichy, celles de Châtel-Guyon ne renferment pas en quantité appréciable du bicarbonate de soude : ses bicarbonates sont tous à base terreuse.

— Dans cette même contrée, on rencontre les eaux bicarbonatées froides d'*Arlanc*, qui de leur nature sont apéritives et fondantes.

Châtenois *(Bas-Rhin), à 4 kil .de Schelestadt.*

On trouve à Châtenois deux sources, qui sont voisines et à peu près identiques, exception faite de la température, un peu plus élevée à la source ancienne ou de *Bininger* qu'à la source *Buckel*, plus récemment découverte. Chaque source a ses bains respectifs.

Ces eaux salines, très-compliquées, sont à la fois ferrées, manganésiennes, iodo-bromurées et arsenicales. On les regarde comme analogues, quant aux propriétés, quant aux vertus, aux eaux plus célèbres de Niederbronn. Toutefois la couleur en est plus louche et comme laiteuse.

6.

Elles contiennent par litre environ deux grammes de sels secs ou anhydres.

= Les eaux de Châtenois sont laxatives. Elles conviennent dans les engorgements des viscères, dans ce qu'on appelle vaguement des obstructions, de même que dans les affections nerveuses, dans l'hypochondrie, et toutes les formes si diversifiées des scrofules, sauf toutefois les tubercules pulmonaires. — Cette eau a plus d'une fois donné lieu à cette miliaire thermale qui a reçu le nom de *poussée*, et dont le type le plus essentiel et le plus prononcé se présente journellement à Louëche.

Chaudes-Aigues *(Cantal), à 32 kil. de Saint-Flour.*

Eaux d'une haute thermalité (80° c.), qui à quelques sels joignent de l'iodo-bromure sodique et une dose minime d'arsenic.

On voit là plusieurs établissements médiocres, qui ne reçoivent guères que les campagnards rhumatisants de la contrée.

= Ces eaux conviennent dans les rhumatismes chroniques, — dans les affections scrofuleuses, — les tumeurs blanches, et dans différentes maladies des articulations et du système osseux.

La haute température des eaux de Chaudes-Aigues les rend propices à diverses industries, qui grâce à elles économisent le combustible.

Dans le voisinage, on trouve les eaux de *Fontaines*, dont la composition est analogue, et qui ont le même inspecteur que Chaudes-Aigues.

— Quant aux eaux d'*Aurillac*, qui sont aussi du Cantal, elles sont alcalines et gazeuses. On les conseille dans les affections gastriques non fébriles, et dans la gravelle urique.

Clermont-Ferrand *(Puy-de-Dôme)*, à 88 *myriamètres de Paris.*

La ville de Clermont possède à elle seule plus de sources minérales que n'en ont de certains départements dans tout leur territoire. On en compte quinze, en y comprenant les sources incrustantes de Saint-Alyre. Il ne faudrait pas attribuer à Clermont les sources maintenant réunies sous le nom déjà célèbre de Royat, création toute moderne et florissante dont l'honneur revient en très-grande partie au docteur Nivet.

== Quel qu'en soit le nombre, aucune des sources de Clermont n'a de renom ni même d'usage sanitaire un peu spécial.

Voir *Saint-Alyre* et *Royat.*

Coëse *(en Savoie), aux environs de Chambéry.*

Les eaux minérales de cette localité sont froides, alcalines et bromo-iodurées. On y trouve des carbonates alcalins, mais à de faibles doses.

Le docteur Dubouloz a constaté qu'elles sont fort excitantes ; et, selon ce médecin, placé près d'elles, c'est un stimulant à la fois « intellectuel et sexuel. »

== Les eaux de Coëse provoquent fréquemment une sorte d'éruption ou de *poussée.* Elle ont la réputation de guérir ou au moins d'améliorer les affections strumeuses et le goître. Et précisément on les voit sourdre d'une contrée où le goître est fréquent.

Condillac *(Drôme)*, à 12 *kil. de Montélimart.*

Deux sources froides et alcalines, un peu gazeuses, et d'une saveur agréable.

Une des sources, nommée *Anastasie*, la plus abondante et la moins ferrugineuse, a des eaux comparables à celles de Saint-Galmier et de Châteldon. Elle contient plus d'un demi-volume de gaz carbonique (0.550 centilitres).

La deuxième, la source *Lise*, d'une saveur plus âpre et comme atramentaire, à cause du fer dont elle contient trois fois autant que l'autre source (0.03 gr., par litre.).

Elles renferment l'une et l'autre des bi-carbonates, des sulfates, des silicates et chlorures, du fer, des traces d'azotate, d'iodure, de manganèse et d'arsenic ; en tout 15 à 16 principes pesant ensemble un peu plus de 2 grammes. C'est le bi-carbonate de chaux qui est le principe prédominant, ce qui est regrettable non pas pour la saveur, mais pour l'efficacité. M. Mathieu de la Drôme, l'ancien et éloquent constituant de 1848, a donné à ses sources le nom de ses deux filles.

= Atonie de l'estomac, anorexie, digestions pénibles avec éructation hypochondrie, etc.; en un mot, toutes les propriétés attribuées à l'eau de Seltz. Les eaux de Condillac conviennent principalement dans la diarrhée, compliquée de *flatuosités.*

Contrexeville *(Vosges)*, à 32 *kil. de Mirecourt et de Bourbonne-les-Bains.*

Il y a là trois sources, dont deux sont nouvelles. L'ancienne est fort connue ; elle a fondé la célébrité de l'éta-

blissement, qui lui-même n'est pas moderne. La réputation de Contrexeville remonte fort loin ; il n'en est pas de
plus légitime et qui se fonde sur plus de succès, dont chaque
année voit s'accroître le nombre. L'eau est froide et fort
abondante : environ 50 mille litres par jour.

Ce sont des eaux chlorurées et bi-carbonatées, dans lesquelles on constate, en outre, des sulfates à bases de soude,
de chaux et de magnésie, et seulement quelques traces de
fer, dont témoigne l'aspect ocracé du dépôt de la source
et du fond de chaque bouteille. On y a de même découvert
quelques parcelles d'arsenic (surtout dans le dépôt) : en
tout, environ 3 grammes par litre de principes fixes, dont
le nombre n'est pas moindre de 26.

Depuis longtemps Contrexeville est le rendez-vous prin -
cipal des graveleux, des calculeux. C'est une eau tellement légère, que la sienne, et l'estomac la supporte si aisément, qu'il n'est pas rare de rencontrer des malades qui
en boivent et en absorbent jusqu'à dix litres avant le dé-
jeuner.

C'est ainsi que les graviers des reins sont inondés, re-
mués et attirés vers la vessie, puis rendus, l'eau minérale
agissant mécaniquement par ses quantités autant que chimiquement et vitalement par la propriété de ses éléments.
Le fait est que ces eaux font cheminer les graviers et les
petits calculs, du rein malade où ils se forment, dans l'u-
retère étroit qui leur livre difficilement et douloureuse-
ment passage. Soit que ces eaux attaquent et corrodent
les graviers uriques, dont le volume est ainsi diminué ;
soit que, rendant inégale et blessante la surface de ces
graviers,ces rugosités mêmes sollicitent dans leurs conduits
et réservoirs un plus grand déploiement d'énergie dont leur
sortie est la conséquence. Ou abondance des secrétions,

ou volume atténué des calculs, ou puissance d'expulsion accrue, il est certain, quelle qu'en soit la cause, que les eaux de Contrexeville (et d'autres eaux comme elles) ont pour fréquent résultat de faire rendre aux graveleux qui les prennent quelques-uns des graviers qui les tourmentent. L'essentiel dans de telles conjonctures est de ne soumettre à l'énergique action de ces eaux apéritives que des calculs dont le volume ne soit pas notoirement disproportionné avec le diamètre conjecturable des voies accessibles. Alors, en effet, continuant de stimuler la vessie et d'en solliciter les contractions, un calcul trop gros peut occasionner l'hématurie (pissement de sang), ou quelque phlegmasie funeste. Tel a été le sort du baron Fain, qui pour avoir porté à Contrexeville un calcul volumineux, qui requérait depuis longtemps la lithotritie, éprouva à cette source des accidents mortels.

Un calculeux ne doit donc pas commencer un pareil traitement sans s'être fait sonder avant départ. Et il ne devra prendre les eaux que dans le cas où son calcul, bien étudié et mesuré, sera d'un volume à pouvoir franchir les voies naturelles, après quelques jours de lavages.

On comprend que des boissons prises avec une telle abondance ne sauraient toujours être intégralement absorbées. Aussi leur voit-on produire fréquemment, au bout de quelques jours, une sorte de relâchement intestinal, qu'on serait tenté d'assimiler à une purgation, mais qui n'est dû qu'à l'incapacité des vaisseaux absorbants à reboire tout ce surcroît de liquides, dont on a abreuvé un corps déjà refroidi par le régime hydriatique.

La source la plus fréquentée et la plus importante de Contrexeville, celle du *Pavillon*, a cela de remarquable qu'elle présente dans une proportion égale, ou peu s'en faut, le sulfate de chaux et le sulfate de soude (le sel de Glauber et le sel de plâtre) ; et que le manganèse s'y trouve joint au fer, à la dose de 9 milligrammes par litre (0.009), les deux principes réunis.

Et quant aux dépôts des trois sources, ils renferment de l'iode, du brôme et de l'arsenic.

Il n'est pas rare que les eaux de Contrexeville réveillent des accès ou attaques de goutte, cortége fréquent de la gravelle, et assez souvent son avant-coureur.

Corse *(Eaux minérales du département de la).*

Ce département renferme de nombreuses sources minérales, plusieurs thermales et d'une grande valeur, mais à l'égard desquelles nous n'avons pas cru devoir entrer dans de grands détails, leur isolement du Continent les rendant peu accessibles au reste de l'Empire.

Nous nous bornerons donc, sauf quelques exceptions, à la liste imparfaite que voici :

A. Sources *salines thermales*.

Caldaniccia, chaude à 37° c. ; 80 baigneurs.

B. Sources *sulfureuses alcalines chaudes*, analogues en quelques points à celles des Pyrénées.

1. Eaux de Gutiera, à 52 kilomètres d'Ajaccio ; 1,200 baigneurs par saison (Voir *Gutiera*).

2. Saint-Antoine-de-Guagno, à 60 kilomètres d'Ajaccio, la plus connue, une des plus thermales (53° c.) et des plus efficaces des eaux de la Corse; 320 baigneurs. (Voir *St.-Ant.-de-Guagno*.)

3. Calvanilla.

4. Pietra-Pola, ou Fiumi-Morbo (57° c.) , à 52 kilo-

mètres d'Ajaccio; 750 baigneurs. (Voir *Pietra-Pola*).

C. Sources *sulfureuses calcaires froides.*

PUZZICHELLO, à 64 kilomètres d'Ajaccio (17° c.); 70 baigneurs (*Voir* ce mot.)

D. Sources *ferrugineuses acidules, carbonatées et crénatées.*

1. EAUX D'ALLEZZANI, à 32 kilomètres de Bastia.

2. — de PORTA, froides, à 16 kilomètres des sources d'Orezza.

3. — D'OREZZA, ou PIEDI-CROZZE, à 40 kilomètres de Calvi. (Voir *Orezza.*)

Plusieurs de ces sources possèdent des établissements hydrologiques, dont plus d'un auraient besoin d'être améliorés.

E. Sources *de nature incertaine.*

1. Source D'OLMETTO ou BORACCIO (37° c·).

2. — de TALLANO.

3. — D'URBALACONE (35° c.), à 32 kilomètres d'Ajaccio.

Sauf les sources de Guagno, — d'Alezzani, — de Porta, — d'Urbalone, — d'Orezza, — de Pietra-Pola ou Fui-Morbo, — et de Gutiera, les lieux d'où jaillissent ces sources sont peu salubres, et courraient risque d'engendrer plus de maux que les eaux n'en guériraient.

Les sources d'ailleurs sont généralement trop peu abondantes pour alimenter de grands établissements de bains.

Toutefois il faut excepter, quant à ce dernier point, Gutiera, Fiumi-Morbo, Guagno et Orezza, dernière source dont l'eau s'exporte au loin, surtout à Paris.

N. B. Plusieurs de ces eaux minérales ont été analysées dans ces derniers temps par un éminent chimiste d'origine Corse, notre excellent collègue, M. Poggiale.

Cransac *(Aveyron), au voisinage d'Aubin et de Decaze-ville, à 36 kil. de Villefranche.*

Les seules eaux ferrugineuses sulfatées qui contiennent des quantités notables et virtuelles de sels manganésiens, sans acide carbonique et sans carbonates.

M. le comte de Seraincourt en était le propriétaire, et le docteur Ducoux, quelque temps préfet de police en 1848, les a administrées et exaltées non sans motif. Les eaux de Cransac anciennes se distinguent en *source Richard* et *sources Béselgues*, et les unes comme les autres, en sources hautes et sources basses. Les deux sources basses sont plus chargées de principes que les deux sources hautes.

Les sources Richard sont plus employées que les sources Béselgues. Une nouvelle source a été trouvée dans le voisinage (*Voir* source de *Fraisse*). Une autre, encore plus récemment découverte, la source *Galtier*, sera sans doute mieux préservée que les 4 autres sources anciennes contre les entreprises industrielles ayant le projet de raser la montagne d'où elles sourdent.

La haute source Béselgues a plus d'une fois donné lieu à des symptômes d'empoisonnement, à raison du fer sulfaté dont elle renferme des doses élevées. Mais ces effets toxiques n'ont point paru dépendre des sulfates de manganèse, d'alumine et de magnésie qui se trouvent joints au sulfate de fer.

Chaque litre de la source basse Richard, celle dont on use le plus ordinairement et dont l'eau s'exporte au loin, contient près de dix grammes de sept différents sulfates, entre lesquels le sulfate de fer figure à lui seul pour environ 9 grammes , somme énorme ; pas un atome d'acide carbonique ne s'y trouve joint.

== Ces eaux sont journellement prescrites en bains comme en boisson. — Elles sont purgatives et réussissent bien dans les engorgements atoniques des membres et des viscères, comme aussi dans les fièvres intermittentes qui sont d'origine paludéenne ou algérienne, mais surtout pour couper celles qui ont résisté à l'action souvent si puissante du sulfate de quinine. Elles ont également des effets favorables dans les affections scrofuleuses et les maladies indolentes et comme inertes de la peau, de même que dans quelques flux chroniques et contre le ver solitaire (le tœnia). Quand elles purgent, c'est sans affaiblir; et toujours la cure ou le traitement est de courte durée, comme il convient à des sources purgatives.

Dans la montagne voisine de Cransac, on trouve des étuves naturelles dont la température oscille entre 24 et 40° c. Ces étuves proviennent d'anciennes houillères en ignition depuis des siècles. On envoie à ces étuves naturelles des rhumatisants et des paralytiques, qui en éprouvent de bons effets. Mais cette médication aurait des résultats plus fréquemment heureux si l'on trouvait près de là un établissement ou un logis quelconque où prendre du repos, une réfection et un abri. Malheureusement c'est un désert.

Les excellentes sources de Cransac sont peu abondantes, médiocrement desservies, à peu près dénuées d'édifices; et c'est à peine si elles peuvent suffire à 1,500 malades, tant elles sont peu abondantes.

Un savant de Rodez a signalé comme dus aux eaux de Cransac, et provoqués par les sels qu'elles recèlent, des accidents qu'il attribue spécialement, non pas aux sulfates de fer et de manganèse, mais à un sulfure d'arsenic *ma-niteux* dont l'action, selon lui, a plus d'énergie et plus de péril que l'effet même de l'acide arsenieux. Le docteur Orfila, de son vivant, a publié le fait, mais sans le contredire ni le corroborer.

Il est des personnes à qui la récente découverte de l'arsenic dans un grand nombre d'eaux minérales a inspiré beaucoup plus d'effroi que ne le comporte la dose infime du poison. Cette terrreur mal fondée aura du moins d'utiles effets. Elle persuadera par exemple, et bien mieux que nos conseils, qu'il serait peu judicieux, peu prudent, de transformer en régime habituel un traitement qui ne doit être que passager.

A Cransac, le traitement **ou** la saison est de 10 jours pleins, et il n'en coûte pour toute dépense que 22 francs, nourriture et logement compris. L'eau seule revient à 35 cent. par jour.

Cusset *(Allier), à 2 kilomètres de Vichy, dont la nappe d'eaux souterraines s'étend évidemment jusqu'à Cusset et peut-être au delà.*

La ville de Cusset possède deux sources alcalines en pleine exploitation, sources obtenues vers 1844 au moyen de forages artésiens, alors fort à la mode, au détriment des sources mères.

Les deux sources autorisées de Cusset portent les noms de Sainte-Marie et de Sainte-Elisabeth. On en fait usage sur les lieux et sous toutes les formes, mais surtout on les exporte avec succès, bien que le transport les altère sensiblement, ainsi que le démontre le dépôt qui se trouve au fond des bouteilles.

Ces eaux, chaudes à Vichy, sont froides à Cusset, où l'on y pourvoit avec industrie.

La source Elisabeth, alcaline froide, très-abondante et abondamment exportée à Paris et ailleurs, renferme par litre d'eau cinq grammes et plus de bicarbonate de soude (5.20 c.) ; et collectivement 7 gr. 20 c. de principes fixes, et seulement 12 milligr. de fer (0.012^{m}.), dont par erreur on avait d'abord évalué la dose à 12 cent. (0.12), ou 2 grains et demi. Mieux valent les douze milligr.

C'est vainement que la ville de Cusset, en 1855, a tenté de faire autoriser l'exploitation de deux autres sources (sources de l'abattoir et du puits Tracy) ; ni l'Académie ni le Ministère n'ont pu accéder à ce désir, dans l'appréhension bien légitime d'affaiblir ainsi, par le jeu des pompes, la nappe commune à Vichy et aux deux sources préétablies de Cusset.

— Les vertus de ces dernières sont les mêmes que celles des sources de Vichy, à cela près de la thermalité naturelle, qui n'a pas été départie à celles de Cusset, apparemment plus éloignées de la nappe centrale.

Dax *(Landes), à 40 kilomètres de Bayonne.*

Cette localité est riche en sources thermales nombreuses, ayant des établissements hydrologiques, dix piscines, et tout ce qui concerne l'administration des douches.

Malheureusement ces eaux puissantes sont exposées à des infiltrations d'eau douce, à des inondations, ce qui en fait varier d'une saison à l'autre, et quelquefois dans la même semaine, le degré de minéralisation et la température.

Les eaux de Dax dégagent de l'azote en abondance, et

donnent naissance à une multitude de conferves, dans lesquelles on trouve des quantités notables de bromures et d'iodures alcalins.

L'eau de Dax est beaucoup plus chlorurée, c'est-à-dire plus salée que l'eau minérale de Tercis.

= On emploie ces eaux dans des éruptions chroniques de la peau et contre les rhumatismes. A Dax, on prend fréquemment des bains de boues, pour des maux topiques, comme on en prend à Bourbonne, à Saint-Amand, etc.

Digne *(Basses-Alpes), à* 752 *kilomètres de Paris.*

L'eau thermale de Digne se trouve à trois ou quatre kilomètres de la ville. Elle fut connue des Romains, ainsi que semblent l'attester quelques vestiges archéologiques. Elle provient de six sources dont la température diffère depuis 34° cent. jusqu'à 46. Celles de Gréoulx en sont voisines, sans conséquence bonne ou mauvaise.

On n'est pas certain, faute d'analyse bien positive, que l'eau de Digne soit sulfureuse. Les bains, les douches, les piscines et l'étuve laissent à désirer et même à critiquer.

= On y traite toutefois des dartreux et des rhumatisants.

Dinan *(Côtes-du-Nord), à* 8 *kilomètres de Saint-Malo, et à* 5 *kilomètres de Saint-Brieuc.*

Sources d'eaux salines et ferrugineuses froides qui sont connues dans la contrée sous le nom de *sources de la Collinaie.*

Ces eaux froides et de peu d'efficacité prétendent sans fondement au titre très-ambitionné de sources sulfureuses, prétention universelle autant qu'illégitime parmi les eaux médiocres d'une nature équivoque.

= Elles ont les mêmes propriétés et à peu près les mêmes vertus, les mêmes usages que les eaux de Forges, de Passy et d'Auteuil.

Eaux-Bonnes *(Basses-Pyrénées)*, *commune d'Aas, à 36 kilomètres d'Oloron, 32 de Pau, et 800 kilomètres de Paris.*

Les Eaux-Bonnes, dont les médecins Bordeu et en particulier Théophile ont accru la réputation (*Lettres* de 1746), sont aujourd'hui plus célèbres qu'elles l'aient jamais été. Peut-être néanmoins ont-elles eu encore plus de vogue en 1838 et 40 qu'à présent.

Sulfureuses et thermales (33 gr. 75 c.), elles proviennent et jaillissent d'un rocher nommé **Butte du Trésor**, au fond de la vallée d'Ossau (Saut-de-l'Ours).

Cette localité fameuse compte cinq sources dont trois seulement sont utilisées.

1. La source *Vieille,* qui débite environ 6 litres d'eau par minute, ou par journée de 24 heures, 8,640 litres. Cette source sert de buvette, c'est à elle qu'on s'abreuve.

2. La source d'*en bas,* qui fournit environ 30 mille litres en 24 heures, ne sert qu'en bains, de même que la suivante.

3. La source *Nouvelle,* qui est exclusivement consacrée au service de la chaudière, où chauffe et est préparée l'eau des bains, trop froide, sortant de la source, si l'on n'ajoutait deux ou trois degrés à sa chaleur naturelle. Sa thermalité propre n'est en effet que de 31°, c'est-à-dire 24° 8 Réaumur, ce qui ferait une température insuffisante, surtout pour des malades affaiblis venant du Nord. On prend au reste peu de bains à Bonnes, à cause du genre

de maladies qui requièrent l'usage de ces eaux. La toux
et le rhume, les bronchites et laryngites, les catarrhes et
la phthisie contremandent les bains plutôt qu'ils n'en réclament.

Les deux autres sources sont vers la montagne.

4. La source d'*Ortech* (21° c.) donne par 24 heures
7 mille litres d'eau sans usage légitime, et n'a jamais servi
que la contrebande.

5. Enfin la source *Froide* (13° c.), ou source C.
Pean, sorte d'eau ferrugineuse peu abondante, dont il
n'est fait emploi que pour les gastralgies et la chlorose.

Voici maintenant quelle est la composition des Eaux-
Bonnes.

20 Litres des Eaux-Bonnes ont donné à l'analyse :

Chlorure de sodium	1 gr.	35 c.
— de magnésie	»	95
Magnésie sulfatée.	3	90
Chaux —	6	45
— carbonatée	2	07
Acide sulfhydrique ou principe soufré.	»	20
Silice et barégine.	»	28
Donc pour 20 litres. . .	15 gr.	20 c.

C'est par litre . .   0.76 c.

de principes, parmi lesquels la chaux et la magnésie prédominent de beaucoup sur la soude. Ainsi, sur 15 grammes, la chaux et la magnésie en comptent 13 1/2, tandis
que les sels de soude n'y figurent que pour 1 gramme
1/3, ou 1 gr 33 c. — Toujours est-il que, quelque prépondérante que s'y montre la magnésie, ces eaux échauf-

fent et constipent, au point de réclamer l'intervention des purgatifs, et même parfois de purgatifs énergiques.

Ces eaux seraient transparentes, si l'abondance de la barégine ne les rendait pas un peu floconneuses. Elles ont une odeur sulfureuse fort supportable. On leur trouve l'amertume naturelle aux eaux hydrogènées, mais il n'est pas difficile de se familiariser à cette amertume ; et bientôt le plaisir succède aux premières répugnances. « La saveur douce, dit Bordeu, en est aiguisée d'un montant comme vineux ou sucré qui désaltère, en même temps que ce montant enlève au liquide cette lourdeur et cette *vapidité* de l'eau commune qui aurait le même degré de chaleur. C'est quelque chose d'insaisissable, un éther, un esprit, un être impalpable, mais qu'on sent et dont on se préoccupe plutôt qu'on ne le voit. » — La moindre dose est de 3 à 4 verres par jour, mais il n'est pas rare qu'on la porte à 15 ou 20 verres dans la journée. On peut en boire à sa soif et sans inquiétude ; pure, coupée, le matin, le soir, à jeun, aux repas, n'importe.

══ Les Eaux-Bonnes sont dès longtemps conseillées pour la phthisie pulmonaire qui débute (1), pour les laryn-

(1) Voici ce que j'ai dit de ces eaux quant à la phthisie pulmonaire, dans un autre ouvrage maintenant presque oublié :

« . . . Il faut citer la phthisie pulmonaire au premier rang des maux qui en réclament impérieusement l'usage. Mais c'est un remède et un voyage qu'il importe de ne pas ajourner, quand on est inquiet et menacé... Pour peu qu'on éprouve de petites douleurs dans la poitrine, qu'on soit un peu haletant, un peu maigre, particulièrement si l'on est souvent enrhumé, si de légers rhumes durent longtemps, si quelquefois on a rejeté un peu de sang, si la voix est faible ou voilée, si la toux est fréquente, si la gorge est parfois douloureuse, si la glotte est sujette à s'irriter, si l'on rend le matin de petits flocons grisâtres ou de petites boules jaunâtres ressemblant à de la pomme de terre cuite, si l'on voit parmi l'expectoration comme des grains de riz crevé, vite, alors, vite il faut courir aux Eaux Bonnes dans l'équipage le plus doux possible, et y passer de 25 à 30 jours. » (*Guide aux Eaux minérales*, 2ᵉ *édition*, 1837.)

gites et bronchites chroniques, avec ou sans aphonie, maigreur ou non. On les ordonne encore pour les dartres, cas dans lequel celles de Barèges conviennent davantage. Enfin, elles ont de bons effets dans les maux d'estomac, les gastralgies, pour les digestions laborieuses, mais d'autres eaux ont autant ou plus qu'elles d'efficacité en de telles conjonctures. Elles ont aussi des succès dans les engorgements scrofuleux, les caries, les ulcères et fistules ; mais, en pareils cas, c'est Barèges qui excelle par-dessus tout.

Il résulte d'une ancienne statistique dressée par un médecin inspecteur des Eaux-Bonnes.

A. — Que sur 17 phthisiques déclarés tels, plusieurs succombent et les autres empirent, après quelques jours d'expectoration abondante et d'insidieuse amélioration.

B. — Que, sur 33 phthisies, moins avancées et moins évidentes, sans hémoptysie, sans grande maigreur, mais avec toux facile et grasse, sans fièvre nocturne, un assez grand nombre se sont promptement améliorées, et plusieurs ont guéri, entièrement guéri. Nous avons hâte de le répéter, tant nous attachons de prix à être sincère : ces cures heureuses, et entières et durables, sont toujours en petit nombre.

C. — Que sur 17 laryngites avec ou sans aphonie, 4 ont guéri, et plusieurs se sont amendées. Nous ne trouvons pas dans nos notes combien ont succombé.

D. — Que sur 17 catarrhes pulmonaires ou bronchites chroniques, sans fièvre et sans marasme, 4 ont guéri solidement, pour toujours, et plusieurs autres recouvré une voix sonore, du calme et de l'embonpoint.

E. — Que sur 8 dartres d'espèces différentes, aucune n'a guéri, comme on en guérit journellement à Bagnères de Luchon et à Barèges.

F. — Que sur 12 gastralgies etc., aucune n'a été sans soulagement du fait des Eaux-Bonnes.

G. — Que sur 8 caries, fistules, ulcères, etc., il a fallu jusqu'à trois saisons à Bonnes pour obtenir une amélioration ou guérison que Barèges ou Cauterets auraient procurée à un degré au moins égal dès la première année.

H. — Qu'enfin sur ces 112 malades mis en tableau, on a pu compter 20 guérisons ou améliorations avérées et notables. Et il faut en convenir, c'est un fort beau résultat pour des maladies d'une telle gravité, et auxquelles participe l'organisation tout entière.

Exception faite des affections topiques, nous le répétons, on prend peu de bains à Bonnes ; l'eau minérale ne sert qu'en breuvage.

Ces eaux passent pour spécifiques dans les maladies de la poitrine et de la gorge, dans les affections tuberculeuses des poumons et les altérations du larynx et dans les affections chroniques du pharinx. Aussi rencontre-t-on à Bonnes, surtout des poitrinaires, des malades ayant perdu la voix et le souffle, et principalement de ceux que la tribune, la chaire, le barreau ou la scène ont le plus fatigués.

Les Eaux-Bonnes conviennent aussi beaucoup aux enfants lymphatiques, dont elles font tomber le ventre, — détuméfient les glandes et guérissent les ophtalmies. Elles ramènent aux joues des jeunes malades le vermillon de santé qui les avait quittés, et préviennent en eux ces engorgements des jointures, ces *nouûres* et ces empâtements, par qui l'accroissement normal est si fatalement compromis.

Ce n'est que dans ces derniers temps, depuis qu'on a appris à puiser et à capsuler les eaux, à les transporter au loin sans qu'elles puissent s'altérer, ce n'est que depuis lors qu'on en a pu expérimenter de toutes parts l'action puissante dans les affections scrofuleuses de l'enfance. Prises à la source ou loin d'elle, dans les temps humides et froids de l'arrière saison, ces eaux préservent ceux qui en font usage, des rhumes auxquels ils sont sujets. Grâce à leur action fortifiante, les bronches deviennent moins susceptibles de s'affecter des intempéries des saisons. Elles ont fréquemment mis fin aux toux habituelles et catarrhales, en provoquant l'expectoration et finissant par en tarir la source, en remédiant à des bronchites. Mais elles sont contre indiquées et doivent être interdites, quand la toux est sèche et fébrile. Elles ne sont efficaces dans la phthisie qu'autant que cette terrible maladie n'en est encore qu'à ses débuts, et en déçà du tiers de son cours. Au delà, elle le précipite.

Il est essentiel de s'en abstenir :

1. Dès qu'il y a crachement de sang, hémoptysie;

2. Quand le soir les pieds et les mains deviennent brûlants, les pommettes rouges, et la toux sèche;

3. Dans les affections organiques du cœur avec congestions ;

4. Toutes les fois qu'il y a des tubercules avancés, suppurants, ou une maladie cancéreuse.

On doit ne procéder que par de petites doses, et ne les augmenter que graduellement. Commençant par un verre, on dépasse rarement un demi-litre. On les prend pures et à plus haute dose dans les scrofules; mais dans les affections pectorales, on les coupe soit avec des infusions de tussilage, de bourrache, d'érisimum ou de lychen, soit avec du lait. Le liquide ajouté doit être chaud, afin de restituer à l'eau minérale sa température originelle. Même pour les scrofuleux, on peut couper les eaux Bonnes, mais avec une décoction de gentiane ou de houblon.

Afin de conserver à l'eau minérale toute sa valeur médicatrice, on renverse, le goulot en bas, la bouteille qui n'est qu'entamée. C'est un moyen sûr d'empêcher que le gaz acide du soufre ne s'évade. Mais ce qui est encore préférable, c'est de ne s'approvisionner qu'en vases d'un quart de litre, en sorte que chaque prise absorbe et vide sa bouteille sans aucun reste.

C'est dans les beaux jours de l'année, en juin et en septembre, que ces eaux fondantes, fortifiantes, *éliminatrices* et dépuratoires exercent et réalisent leurs meilleures cures, leurs guérisons les plus stables ou les plus inespérées.

N. B. On doit se tenir en garde contre la fraude, et ne pas oublier qu'il y a 14 ans (en 1846), on vendait à Paris des eaux de... pour des Eaux-Bonnes, avec des étiquettes parfaitement irréprochables, quant à la ressemblance extérieure.

Il ne faut pas non plus attacher la moindre idée d'identité à ces pastilles, qu'on prétend avoir composées avec les sels fixes des Eaux-Bonnes. Autant de leurres ou de puérilités, où ne se laissent prendre que des personnes trop crédules, qui ne sont pas des Pyrénées.

Eaux-Chaudes *(Basses-Pyrénées)*, *village de Laruns, à 30 kilomètres des Eaux-Bonnes et de Pau.*

Des six sources de ce lieu thermal, un peu moins élevé que Saint-Sauveur, trois ne sont employées qu'en boisson; *l'Arresec* (24° c.); la source *Baudot* (12° 5 c.); la source *Mainvielle* (12° c.); les trois autres, *Lou-Rey* (32°

40 c.) ; *Lou Clot* (34° 80), et l'*Esquirette* (33° 60), alimentent seules les bains et les douches, bien que chacune ait respectivement sa buvette. L'eau minérale pénètre convenablement de bas en haut dans les baignoires, beaucoup trop grandes pour un établissement où le médiocre débit des sources commande l'économie.

On dit avec complaisance que ces eaux ne sont appelées *chaudes* qu'en raison de leur chaleur qui, sans combustible, sans atténte ni mitigation, a juste le degré qui convient aux bains. D'autres prétendent que si on les nomme ainsi, c'est afin d'indiquer sans impolitesse que leur chaleur est le seul mérite qu'on leur connaisse. Disons d'ailleurs, que si leur chaleur est suffisante pour des Espagnols ou des Béarnais, elle est inférieure à ce qu'exigent des baigneurs venant de Londres et même de Paris, auxquels il faut des bains de 35 à 38° c., mesure à peu près exacte de la chaleur vitale, dont les peuples septentrionaux ne veulent rien perdre.

Les eaux chaudes, vraiment sulfureuses, ne renferment que des doses bien minimes du sulfure de soude, élément caractéristique de cette classe d'eaux. Les chlorures et sulfates y sont représentés dans de plus grandes proportions, de même que les silicates calcaires. La source Baudot est la plus chlorurée et la plus alcaline de toutes. L'estomac conséquemment la supporte sans difficulté. A la dose de deux verres, cette eau fait rendre des graviers briquetés d'acide urique ; à trois verres, elle provoque fréquemment des coliques néphrétiques en des graveleux.

== Les Eaux-Chaudes sont favorables à la cure des rhumatismes, même dans les cas où le rhumatisme serait légèrement aigu, tant ces eaux sont douces et peu stimulantes. Elles ont fréquemment apaisé des sciatiques, amélioré l'endocardite, même la source du Roi, une des moins chaudes et des plus faibles. — L'Esquirette (la Clochette), fréquentée surtout par les personnes du sexe, a le don de régulariser les mois, en rendant normale la sensibilité utérine. C'est ainsi que des demi-bains tièdes, dont cette source avait fourni l'eau, ont pu concourir à rendre fécondes des femmes qu'on avait crues stériles. Le surnom grossier qu'a dès longtemps reçu cette source exprime crûment cette propriété au moins douteuse. Aux Eaux-Chaudes, on guérit les deux tiers des leucorrhées, et la moitié des aménorrhées et des chloroses.

On traite à ces mêmes sources des maladies de la peau, mais avec un médiocre succès. La source Mainvielle, plus minéralisée que les autres, mais moins chaude que les torrents dont elle est voisine et que le soleil, que l'agitation dégourdit, fait mal à quiconque en boit immodérément, surtout s'il y a là irritation ou gastrite. La source de l'Arresec (la scie) est fort recherchée des personnes atteintes d'ophtalmies anciennes, quelle qu'en soit l'origine ou la cause.

L'établissement thermal est fort beau ; mais encore incomplet, et trop restreint est le nombre des logements. Ce qui manque aux Eaux-Chaudes, c'est un sol indépendant des communes voisines et du vouloir obstiné de cet aimable peuple béarnais, si antipathique aux innovations, c'est-à-dire à toute tentative de progrès.

Ems (*Nassau*), *à quelques kilomètres de Coblentz, sur la Lahn.*

C'est une des eaux de l'Allemagne les plus courues et le mieux fréquentées. C'est de même une des plus sérieusement médicales.

On avait comparé cette eau minérale à celles de Vichy, parce qu'en effet on y trouve à peu près la même quantité d'acide carbonique adhèrent (un demi-volume), et comme à Vichy du bicarbonate de soude à dose prépondérante. Mais ce bicarbonate s'y rencontre en mo'ndre quantité qu'à Vichy, moitié moindre.

Ems compte 7 sources, dont trois surtout sont fréquentées. On en boit, on y prend des bains, on y reçoit des douches. La température des sources diffère beaucoup de l'une à l'autre. Il y en a de froides, et d'autres dont la chaleur va jusqu'à 54° cent.

Ces eaux sont douces, et elles commencent par affaiblir. Elles contiennent à peine 2 gr. 1/2 par litre de principes salins, la plupart sodiques ; tandis que celles de Vichy renferment de 5 à 7 grammes de principes salins collectifs.

On les conseille aux personnes nerveuses et affaiblies, aux hypochondriaques, à ceux-là surtout qui sont menacés de phthisie. On s'en trouve bien dans les affections spasmodiques : soit chorée, soit hystérie ; de même que dans les affections goutteuses et hémorrhoïdales. Elles n'agitent et ne stimulent pas comme celles d'Eger et de Spa ; elles ne purgent pas comme celles de Carlsbad et de Tœplitz : elles rappellent le calme et la quiétude comme celles de Plombières et de Néris, et peut-être mieux qu'elles. Elles excellent surtout dans les irritations de poitrine et l'agacement nerveux. Il y a en Europe un certain nombre de valétudinaires susceptibles qui chaque été vont chercher à Ems pendant un mois, du calme et de la sérénité pour toute une année. Walckenaër était du nombre.

La source nommée Bubenquellen est fort recherchée

par ceux qui désirent depuis longtemps progéniture. Mais l'espoir qu'elles y portent est fréquemment déçu.

La clientèle d'Ems est généralement distinguée et aristocratique, à peu près comme à Saint-Sauveur.

On se rend quelquefois à Ems avant d'aller à Eger; comme on va à Bagnoles avant d'aller à Dieppe ou à Trouville.

Encausse *(Haute-Garonne), à 12 kilomètres de Saint-Gaudens.*

Eaux minérales sulfatées plutôt que carbonatées, et à sels de chaux et de magnésie plutôt que de soude. Sur environ trois grammes de principes fixes qu'elles renferment, plus de deux grammes sont fournis par le sulfate de chaux. Toutefois les eaux d'Encausse sont purgatives, quand on les boit à grandes doses. C'est à tort qu'on les croyait alcalines; elles sont salines, encore ne sont-elles pas de la meilleure catégorie. Une nouvelle source a surgi tout récemment à côté des deux anciennes. Toutes contiennent plus d'azote que d'acide carbonique, ainsi que s'en est assuré le savant chimiste de Toulouse.

═ On conseille les eaux d'Encausse dans les affections gastriques, surtout pour les gastralgies nerveuses et non inflammatoires; on s'en est bien trouvé dans les engorgements d'entrailles, dans la dyspepsie, comme aussi pour mettre fin à des fièvres intermittentes que n'avait pu guérir ni la quinine sulfatée, ni le quinquina même. Si ces eaux ne purgent pas assez, on y fait fondre du sel d'Epsom ou du sel de Glauber, ce qui en augmente l'utile effet. Encausse a vu guérir des paralytiques, mais alors aucun bain. « La paralysie s'est quelquefois agravée par les lavages. »

Ces eaux conviennent dans la gravelle à coliques ; elles ont fait rendre des graviers, de petits calculs. On les a vues diminuer l'obésité, et utilement fréquentées par des personnes que gênait l'embonpoint. Il est rare que le traitement dure plus de 12 jours. On ne résisterait pas 21 jours à se purger chaque matin.

Chapelle et Bachaumont écrivent *Encosse* par un *o*, dans le célèbre voyage dont ces eaux furent l'occasion. Une saison qu'ils passèrent dans ce village ne guérit point leur gastrite, fruit d'une habituelle intempérance qui ne fut pas interrompue, même aux eaux.

Le médecin d'Encausse supplée l'effet de ses eaux, antôt avec la quinine, et d'autrefois avec le fer ou avec des sels purgatifs, selon l'occurrence et le genre de maladie.

Ces eaux, seulement tièdes (24 à 25° c.), ont besoin d'être chauffées pour bains. Le nouveau captage, exécuté en 1853, a élevé de trois degrés la température des sources, qui depuis sont plus abondantes.

P. S. Dans la même province de Toulouse, on trouve les eaux ferrugineuses froides dites de LA MADELEINE, qui ne sont employées qu'en boisson comme celles de Passy ; et la source nouvelle de MONTÉGUT-SÉGLA, qui, composée d'eaux ferro-iodurées en même temps que calcaires, participe à la fois de celles d'Encausse, de Forges et de Néris. On saura plus tard quelles sont ses vertus.

Enghien *(Seine-et-Oise), à 20 kilomètres de Pontoise et de Paris, près de Montmorency et de Saint-Gratien, et entouré de ces lieux romanesques que J.-J. Rousseau et Mme d'Epiney ont à jamais rendus célèbres.*

Découvertes dans le XVIIIe siècle par l'abbé Cotte, de Montmorency, les sources d'Enghien ne furent accessibles aux malades qu'en 1820, grâce à Péligot, administrateur des hôpitaux, qui consacra sa fortune à l'érection d'un premier établissement. Alibert ensuite leur donna du renom, en les conseillant à Louis XVIII dont la vie studieuse et sédentaire avait rendu les jambes malades par un excès d'inaction. Longchamp, après Fourcroy, les analysa; Fontan les déprécia en les identifiant à ce qu'il nommait des eaux sulfureuses *accidentelles.* Plusieurs en ont médit, ou illicitement trafiqué; et pourtant elles progressent, après avoir occasionné ou comblé plus d'une ruine, et englouti des millions.

Enghien compte trois sources froides et sulfhydratées plutôt que sulfureuses.

1° La source du curé Cotte, celle dont Louis XVIII fit usage ; 2° la source nouvelle; 3° la Pêcherie ; et cinq autres, peu utilisées. A elles toutes, elles peuvent alimenter environ 300 bains par jour, ce qui suppose un débit quotidien de 75 à 80 mille litres. On fait maintenant chauffer l'eau avec économie et sans la décomposer tout en lui conservant ses gaz, son odeur, ses principes salins, et toutes ses vertus.

Claire, limpide, d'une odeur plus fortement soufrée qu'aux sources des Pyrénées (ce qui est un défaut), d'une saveur douceâtre, puis amère, en tout temps elle est froide, et ne présente jamais la moindre parcelle de cette barégine qui caractérise si constamment les véritables eaux sulfureuses.

Bien que la chimie ait constaté dans les eaux d'Enghien de plus grandes quantités de principes que dans celles des Pyrénées, néanmoins les eaux d'Enghien passent pour leur être inférieures en efficacité. Là, où beaucoup de sources des Pyrénées comptent modestement le principe sulfureux par milligrammes ou tout au plus par centigrammes, Enghien s'élève jusqu'au gramme et le dépasse. Mais ces principes, à doses si inégales, sont-ils identiques ? c'est une question que se sont posée les chimistes, qui malheureusement ne sont pas unanimes. C'est ainsi que sur cinq, qui à de courts intervalles ont analysé l'eau d'Enghien, deux seulement ont constaté la présence de la potasse sous deux ou trois formes ; tandis que, des trois autres, aucun n'en a trouvé trace. Trois y ont vainement cherché du fer, qu'un quatrième seul y a trouvé.

== Toujours est-il qu'on prescrit ces eaux contre les dartres et les scrofules, dans ce que ces maladies ont d'extérieurement manifeste. On en use également dans certains asthmes humides, comme aussi dans des paralysies provenant de blessures ou du plomb (et cependant elles échauffent et constipent). On leur a vu tarir des flux chroniques et cicatriser des plaies anciennes. Elles poussent aux hémorrhagies et causent de l'agitation.

On peut les transporter sans dommage, et en faire usage loin des sources. Il est exporté annuellement pour le moins 50,000 bouteilles qui toutes, je le crains, ne sont peut-être pas administrées sous leur vrai nom.

Ce qui manque à Enghien, c'est une administration per-

manente autant qu'habile, dont les vues puissent être suivies et continuées sans versatilité.

— Si réellement, comme on l'a dit, les eaux d'Enghien ne sont qu'*accidentelles*, on peut se demander ce
qu'elles deviendront après que le sol des environs de Paris
aura été remué, déblayé, assaini, purifié, et 20 ou 30 ans
après que Montfaucon aura été supprimé.

Euzet *ou* **Yeuzet** (*Gard*), *à quelques kilomètres de la ville
d'Alais et de celle d'Uzès.*

Dans cette contrée d'Uzès et d'Alais, pays d'Anduze, où
l'on foule à chaque pas des terrains dans lesquels abondent
la houille et le fer, on ne doit pas être surpris de rencontrer une multitude de sources minérales, soit sulfureuses ou bitumineuses, soit ferrugineuses et salines.

Celles d'Euzet, auxquelles l'ancienne école de Montpellier a donné plus d'un historien renommé, sont d'une nature mixte, à la fois sulfureuses et bitumineuses. Inférieures à celles des Pyrénées, qui n'ont avec elles que des
ressemblances lointaines, elles eurent jadis une vogue que
les progrès de la chimie leur ont fait perdre. Jamais pourtant, à l'époque où la mode les protégeait, elles ne furent
tenues, captées, aménagées, desservies comme elles le sont
aujourd'hui. Telle est la règle : on fait pour rappeler la
foule des frais auxquels on eût répugné pour lui agréer et
la retenir.

Euzet a deux sources principales, bitumineuses et froides l'une et l'autre. La source *La Valette* et la *Marquise,*
tels sont leurs noms ; ils rappellent l'époque où le cardinal
de La Valette était archevêque de Toulouse et Richelieu
ministre tout-puissant. La prospérité d'Euzet a la même
date, le xviie siècle à ses commencements.

Les deux sources, en 24 heures, fournissent plus de 40,000 litres d'eau à peu près froide.

L'eau d'Euzet sent le soufre et le bitume. Elle renferme par litre au delà de 3 grammes de principes, et les deux tiers de ces éléments salins appartiennent à la chaux sulfatée. On y trouve en outre de l'acide sulfhydrique libre, des chlorures et des bi-carbonates, du manganèse, du fer et quelque chose de bitumineux.

= Conseillées aux poitrinaires, dans les phthisies qui débutent, et pour l'asthme, on leur attribue des vertus médicinales analogues à celles du goudron et des Baumes. On les prescrit aussi dans les maladies papuleuses et squammeuses de la peau, pour de certains ulcères et dans l'ophtalmie. Les eaux d'Euzet provoquent des selles et des urines abondantes, surtout quand on les prend à grandes doses. On les a vues efficaces dans les bronchites chroniques, de même que dans les catarrhes de la vessie et de l'utérus. Leur usage est salutaire. On cite un paysan de la contrée qui, depuis 40 ans, prend les eaux d'Euzet pendant trois jours. Le premier jour, il boit de cette eau 50 verres; le deuxième jour, 100 verres, et le troisième, 150 verres. Cet homme, de plus en plus vigoureux, a aujourd'hui 82 ans. C'est très-bien. Mais je n'attendrai point merveille d'un remède dont on peut prendre dans le même jour 150 verres (18 ou 20 litres) sans en être incommodé.

— Dans les mêmes parages de Nîmes, du Vigan et d'Alais, on rencontre encore, comme eaux hydrosulfatées ou sulfureuses imparfaites :

1. La source abondante, mais froide et peu chargée de principes, dite de *Cauvalat;*

2. Les sources d'*Auzon* ou de *Fontbelle*, au voisinage

des sources d'Euzet, auxquelles on peut les comparer et même les substituer ;

3. Les eaux de *Fonsanges* (Fontaine des Anges), plus connues que les deux précédentes, et pouvant être utilisées comme elles dans les maladies de la peau et des nerfs;

4. Enfin, et comme ferrugineuse bi-carbonatée, la fontaine nommée *Saint-Félix de Pallières,* dont on fait cas dans quelques maladies des femmes.

Evaux (*Creuse*), *à 40 kilomètres d'Aubusson et de Guéret.*

Eaux minérales salines que leur odeur a fait assimiler faussement aux eaux sulfureuses, dont elles diffèrent du tout au tout.

La prédominance du sel marin (soude chlorurée) suffirait seule, même sans tenir compte de leur saveur, pour mériter aux eaux d'Evaux d'être rangées parmi les eaux salines. Un litre contient trois grammes 1/2 de principes salins dont le chlorure sodique forme seul les deux tiers. — On trouve à Evaux de nombreuses conferves, mais jamais de sulfuraire ni de barégine. L'arsenic n'a pu y être constaté.

Les sources principales (et elles sont nombreuses) ont une température de 30 à 58° c.; mais il suffit d'une pluie abondante pour refroidir l'eau, au moins à l'une des sources, apparemment plus accessible aux infiltrations.

== On prend les eaux d'Evaux, dont l'établissement a été restauré récemment, dans les névralgies intestinales et gastriques, de même que pour l'asthme humide. On en a aussi essayé, avec peu de succès, dans quelques paralysies non cérébrales. Mais leur plus utile application est pour quelques maux topiques ou superficiels, tels que rhumatismes, fausses ankyloses, suite d'entorses ou de fractures. Elles ont quelquefois réussi pour des dartres de la variété dite *furfuracée*. Il n'est pas d'établissement hydrologique où la proportion des douches soit si grande.

Evian, *ville dans le Chablais sur les bords du lac de Genève, presque en face de Lausanne.*

C'est un lieu délicieux pour ses sites, ses promenades, son voisinage, sa population hospitalière, et ses faciles communications.

La source froide d'Evian, nommée de *Cachat*, fut découverte en 1789, par le marquis de Lessert, qui s'y guérit de coliques néphrétiques, et mit le fameux docteur Tissot, de Lausanne, dans la confidence de sa découverte. La source a d'abord porté le nom de *te Lessert*.

== Les eaux douces et saponaires d'Evian sont conseillées aux graveleux, aux goutteux et aux personnes atteintes d'hémorrhoïdes, et surtout aux catarrhes de vessie. C'est dans ce dernier cas qu'elles réussissent le plus. On les donne encore aux femmes atteintes d'affections utérines, etc. Les opérés de lithotritie s'en trouvent bien. Ce sont des eaux plutôt savonneuses que salines, puisqu'un litre contient à peine 0. 30 cent. de sels, moins que l'eau de source ordinaire.

Les bains sont d'une grande douceur et fort calmants. Ils peuvent être prolongés au delà des limites ordinaires. Quant aux eaux dont on use en breuvage, on en prend de 4 à 8 verres.

Foncirgue *(Ariège), au voisinage de Mirepoix. On les appelle aussi eaux de la* **Bastide du Peyrat.**

C'est une source minérale saline, presque tiède (20°c.),

que dessert, depuis 20 ans, un établissement thermal de quelque importance.

Ces eaux renferment de petites quantités d'acide carbonique et d'azote qui tendent sans cesse à s'en exhaler, tant ces gaz y sont peu adhérents ou peu combinés. Elles contiennent d'ailleurs en proportions médiocres (0 gr. 31 c. par litre), des carbonates, sulfates et chlorures dont la base sodique tient moins de place que la calcique et la magnésienne; et seulement quelques milligrammes de fer et de silice. L'analyse en a été faite par M. Fau.

= On les prend en bains comme en breuvages, dans quelques maladies nerveuses et cutanées, dans la gastralgie et la dysménorrhée. Comme elles n'ont aucune propriété nettement caractérisée, on les prescrit dans une foule de maux.

Forges en Briis *(Seine-et-Oise), près d'Arpajon.*

Eaux froides dans lesquelles on peut à peine constater 0.14 centigr. par litre de principes quelconques, et ni fer, ni iode ou brôme.

Néanmoins, et sans doute par le seul effet d'une exposition fort salubre et de soins hygiéniques bien dirigés, on a vu des enfants scrofuleux, pensionnaires des hôpitaux de Paris, y recouvrer la santé et la vigueur.

Ces guérisons inespérées, les derniers et savants rapporteurs de l'Académie de médecine en font honneur au seul régime, à d'heureuses conditions hygiéniques, ce qu'il sera facile de constater en procédant à de nouveaux traitements sans y faire intervenir l'eau de Forges-en-Briis.

— On connaît des eaux fort salutaires qui contiennent des quantités minimes de sels; mais ces eaux sont thermales, et le calorique est de lui-même un puissant agent.

Forges-les-Eaux *ou* **Forges-en-Bray** (*Seine-Infér.*), à
6 *kilomètres de Neufchâtel.*

Eaux ferrugineuses froides (8 à 10° c.), du petit nombre de celles qui peuvent être transportées loin des sources sans une complète altération. Forges a trois sources,
qu'un voyage de Louis XIII, en 1632, a rendues célèbres.
Le roi était accompagné de la reine, Anne d'Autriche, et
de son ministre le cardinal de Richelieu. Chacun des trois
personnages eut sa source, et cette source prit son nom.
En sorte que, depuis ce voyage, les trois sources de
Forges portent les noms de *source Royale, source Reinette* et *source Cardinale.* Cette dernière, la plus ferrugineuse des trois, est la moins abondante. La Reinette,
la plus abondante, est la plus faible quant au fer qu'elle
recèle. La source Royale tient le milieu pour l'abondance
et pour le fer, mais renferme plus d'acide carbonique que
les deux autres. Les trois sources réunies donnent environ
1,500 litres d'eau par heure, ou 360 hectolitres dans un
jour, ce qui permettrait, en chauffant l'eau, d'y administrer une centaine de bains par jour. Mais ceux qu'on y
prend n'ont jamais atteint un pareil chiffre. Les eaux de
Forges sont, le plus ordinairement, prises en breuvage.

Le fer que ces eaux contiennent s'y trouve à l'état,
non de carbonate, mais de proto-crénate soluble et entièrement dissout.

Un litre d'eau de Forges contient :

0.098 mill. de proto-crénate de fer, source Cardinale ;
0.067 mill.　　Id.　　id.　source Royale ;
0.022 mill.　　Id.　　id.　la Reinette ;
ce qui équivaut à près de deux grains de fer crénaté pour
la Cardinale, à plus d'un grain pour la Royale, et à deux

centigr. ou 2/5es de grain pour la Reinette, celle dont les malades du sexe tirent le meilleur parti.

Les trois sources renferment, outre le fer, acide carbonique compris, de 25 à 36 cent. de différents sels, tels que chlorures, bi-carbonates, nitrates, sulfates à bases de soude, de magnésie, de chaux, et même d'ammoniaque, de manganèse et de silice. Des conferves et un nitrate s'y trouvent joints. La Reinette qui est la moins ferrée, est par compensation la plus saline. — Dès que les eaux de Forges sont en bouteilles, le fer s'en sépare en partie et se précipite. On a proposé d'utiliser ce dépôt ocracé, en poudre ou en pilules. Je crois même qu'on en a composé des pastilles.

= Les eaux de Forges régularisent les fonctions sexuelles, comme tout ce qui tonifie les organes sans les stimuler. On les a vu guérir la leucorrhée, les pâles couleurs et plusieurs autres maux nuisibles à la maternité. C'est ainsi que par voie indirecte, elles ont pu faire cesser la stérilité, en remédiant à ses causes; et pu contremander des fausses couches, en créant au germe des attaches plus vigoureuses, et le pénétrant d'un sang plus généreux.

On les emploie de même contre l'anhémie et dans les scrofules, mais surtout, et avec succès, contre les dyspepsies et les gastralgies. — On a coutume de commencer par les eaux de la Reinette et l'on termine par la Cardinale, en procédant graduellement du remède le plus faible jusqu'au plus fort. Il y a lieu assez fréquemment de baptiser l'eau minérale, laquelle paraît agir en raison inverse de la somme de ses principes essentiels.

On prend des bains à Forges, les eaux pouvant être chauffées au moyen d'un serpentin d'alambic dans lequel circule la vapeur.

— Les sources de Forges se nommaient avant le xviie siècle, et même jusqu'en 1632, sources de *Jouvence* et de *Saint-Eloi*. — Depuis 1691 jusqu'à nos jours, l'établissement a toujours eu, sans interruption, d'excellents médecins du nom de Ciszeville, dont la *dynastie* dure encore. Le premier de tous fut nommé par Denis Dodart, médecin de Louis XIV.

Fraisse (*Aveyron*), *hameau de Cransac.*

Eaux ferrugineuses et magnésiennes sulfatées ; plus faibles que celles de Cransac.

Elles contiennent huit sulfates, un chlorure terreux et de la silice, et, de plus, une faible quantité de gaz azote, sans aucun carbonate, et sans trace d'arsenic, ce qui a donné naissance à l'opinion erronée que l'on ne trouvait d'arsenic que dans les eaux carbonatées (M. Wachner).

Un litre de l'eau de Fraisse renferme 1 gr. 83 cent. de principes fixes (sels anhydres), parmi lesquels figurent le sulfate de fer pour 4 centigr. 1/2 (moins d'un grain), et le sulfate de magnésie pour 15 centigr. ou trois grains.

La source forte Richard, à Cransac même, contient dix fois plus de manganèse sulfaté, et vingt-sept fois plus de sulfate de fer.

= Cependant les eaux de Fraisse sont employées utilement dans certains cas de fièvres intermittentes opiniâtres et de dyssenterie chronique, dans les congestions cérébrales, et contre l'aménorrhée, la chlorose, etc.

Friedrichs-Hall (*dans le duché de Saxe-Meningen*).

L'eau de Friedrichs-Hall a beaucoup d'analogie avec celles de Sedlitz, de Seidschuts et de Pullna, et est purgative comme elles. Mais on y a constaté de l'iode que ces autres eaux paraissent ne pas contenir. Elle n'est pas aussi chargée de sels que celle de Pullna, mais la proportion du sulfate de soude (sel de glauber) y est beaucoup plus forte, et il est des médecins qui, à cause de cela, lui donnent la préférence, comme aussi à raison de l'iode qu'elle renferme.

= On s'en sert comme d'un bon purgatif.

Ganties *(Haute-Garonne)*, *à* 12 *kilomètres environ de Saint-Gaudens.*

Eaux salines froides qu'on a jugées assez importantes pour mériter d'être inspectées, bien qu'encore inconnues.

= Rhumatismes et scrofules.

Gramat *(Lot)*, *à* 44 *kilomètres de Gourdon*

Eaux salines comme celles de *la Garde* ou de *Bio* qui jaillissent dans un voisinage si prochain de Gramat que le même médecin a charge d'inspection pour les deux sources.

En bi-carbonates, sulfates et chlorures, ces eaux contiennent près de 3 grammes et demi de principes fixes par litre d'eau.

= Mêmes propriétés que les sources de Dax et du Pouillon, etc. : scrofules, rhumatismes, atonie des muscles et de l'estomac.

Gréoulx *(Basses-Alpes)*, *à* 48 *kilomètres de Digne et* 768 *kilomètres de Paris.*

L'eau thermale de Gréoulx est sulfureuse, et jusqu'à un certain point comparable à celle d'Enghien. Elle ne présente aucune trace de sulfure de soude. — Les sources, au nombre de deux, portent respectivement le nom de leurs propriétaires, dont l'un fut directeur de la caisse d'amortissement, M. Gravier. Chacune a son établissement distinct.

La température en est inégale et de part et d'autre insuffisante, surtout pour la source Guibert ou nouvelle. On est forcé de chauffer l'eau destinée aux bains. Quant à l'efficacité spéciale de ces eaux, elle n'a pas été suffisamment établie, pas assez motivée sur des cures positives. Le seul point que nul ne conteste, c'est la douceur du climat de Gréoulx et la beauté de ses baignoires qui sont en marbre.

= Les eaux de Gréoulx paraissent soulager les rhumatisants ; mais, sauf le lombago et quelques sciatiques, on ne cite d'elles aucune cure décisive. Les quantités d'iodure et de bromure qu'on y a constatées ont persuadé de les prescrire dans les affections scrofuleuses, quelle qu'en soit la manifestation ou la forme, comme aussi dans quelques maladies cutanées.

Gréoulx, somme toute, réalise peu de guérisons. Sur 300 malades, résumé de plusieurs années de pratique locale, un des médecins a signalé six guérisons, dont cinq de rhumatismes. Une autre année, dans un autre résumé collectif, le même docteur produit 7 guérisons, dont 5 concernant encore les rhumatismes, et cette fois sur 320 malades : c'est une guérison sur 46 cas. Et ce qui est plus attristant, c'est que sur les 320 malades, 4 avaient empiré. Ce médecin, dont il faut louer la sincérité, concluait ainsi :

«.... Il faut être médecin d'eaux minérales (il ne dit pas il est vrai, de celles de Gréoulx), pour bien comprendre les mécomptes de la médecine. »

Gréoulx est une des eaux peu nombreuses dont les

boues sont employées à l'extérieur, comme à Dax et à Saint-Amand.

Guillon *(Doubs)*, *à 1 myriamètre de Baume-les-dames.*

Là sont des eaux froides qui prétendent au titre de sulfureuses, mais qui en réalité contiennent par litre environ 0.50 c. de chlorure de soude et de carbonate calcaire, auxquels se joignent trois gaz : l'acide carbonique, l'acide sulfhydrique et l'azote.

= On ordonne l'emploi de l'eau de Guillon, dans une contrée où elles sont sans aucune concurrence, dans des bronchites et d'anciens catarrhes, dans les maladies dartreuses avec prurit, et pour les rhumatismes. On y compte des guérisons, et leur succès va croissant.

Outre l'eau de la source qu'on chauffe pour l'usage des bains, on trouve à Guillon un établissement pour les bains russes et l'hydrothérapie. Les propriétaires sont amis du progrès.

— A Besançon même sont des eaux ferrugineuses bicarbonatées froides, du nom de *lac Villers*, comparables à celles de Porla, en Suède, et contenant par conséquent du fer à l'état de crénate.

= Chlorose. Leucorrhée. Stérilité.

Gutiera *(Corse)*, *à 52 kil. d'Ajaccio.*

Eau sulfureuse thermale : 45° c. Deux piscines sont alimentées par une source très abondante, qui sort du granite par sept ouvertures.

= C'est une eau peu sulfureuse qui ne convient qu'à des personnes faibles et facilement influençables. Affections de la peau et asthmes simples. Telles sont ses principales applications.

Hamman-Mez-Khoutine *(Algérie)*, *à* 28 *ou* 30 *kilo-mètres de Constantine, et* 10 *kilomètres de Guelma, dans l'arrondissement de Bone.*

Des six sources minérales d'Hamman-Mez-Khoutine, les unes sont sulfureuses, les autres salines-calcaires et incrustantes. Leur température diffère entre 50 et 95° cent., c'est-à-dire qu'elles sont de 16 degrés plus chaudes (au moins quelques-unes) que les eaux de Chaudesaigues, les plus thermales de France.

C'est dans ces eaux et leur dépôt, de même que dans les 70 cônes calcaires dont elles sont entourées et dont l'origine est due à leurs sels concrétés, qu'a été découverte pour la première fois, par M. TRIPIER pharmacien mi-itaire, la présence d'un sel arsenical (arseniate de chaux ou de baryte), principe retrouvé depuis dans des eaux ort nombreuses. Bien qu'arsenicales, ces eaux servent dans cette contrée à des usages domestiques et comme remèdes, sans jamais causer d'accidents. Mais il n'en est pas ainsi des eaux de la Seybouse, rivière où ces eaux miné-rales se déversent; c'est vraisemblablement à cause de cette rivière, réceptacle dangereux du dépôt salin arsenical, que les sources d'Hamman-Mez-Khoutine ont reçu le nom de *Bains maudits.*

On trouve dans ces eaux des restes de sulfures altérés, des sulfates, silicates, bi-carbonates et chlorures, et de plus de la barégine et des conferves. Mais ce qui les dé-précie, c'est que la magnésie et la chaux y prédominent sensiblement sur la soude. — Les principes salins ne s'y élèvent pas jusqu'à deux grammes par litre (1.80 c.) On y a, il est vrai, constaté en plus du fer, des iodures et bromures, du manganèse, de la potasse, et, comme nous l'avons dit en commençant, de l'arsenic à l'état d'arseniate.

On a obtenu au moyen de l'appareil de Marsh, non-seulement des taches miroitantes, mais un anneau arsenical bien complet.

On boit de ces eaux, on s'y baigne, des poissons y vivent et y prospèrent, et les populations voisines, qui s'en servent sous toutes les formes, sont remarquables par une santé robuste.

Ce remède puissant est placé par la Providence là où sont fréquentes les fièvres à accès, à peu près comme des eaux fortement iodées là où le goître est endémique.

== On fait usage des eaux d'Hamman-Mez-Khoutine, contre les rhumatismes, les scrofules, les syphilis larvées, les fièvres intermittentes, etc.

Le gouvernement a fondé près des sources un établissement militaire dont on vante les cures. — Les Romains connaissaient ces eaux efficaces et les fréquentaient, et c'est dans les piscines romaines qu'on se baigne encore aujourd'hui ; les peuples de la contrée ont la plus grande déférence pour les traditions.

Ces eaux ne supportent pas l'exportation. Loin de leurs sources, elles n'ont plus la moindre trace du principe soufré.

Hamman-Rhizah *(Algérie), dans le voisinage de Milianah.*

Eaux célèbres dans la Colonie, et en réputation dès l'antiquité.

Ce sont des sources abondantes thermales, dont la température moyenne est de 45° cent. Un litre contient près de trois grammes (2.90 c.) de principes fixes et salins. Il s'y rencontre jusqu'à un sulfate de potasse.

== Les eaux d'Hamman-Rhizah, purgatives en breuvage,

sont employées en bains dans les rhumatismes, les blessures anciennes et les dermatoses, et en particulier contre les dartres.

Hamman-Sétif *(Algérie), près Sétif.*

Sources d'un produit considérable, et dont la température est de 48 à 53° c.

Eaux salines calcaires, mais thermales, analogues à un certain degré à celles de Bourbonne ou de Barbotau, mais plus énergiques que celles-ci.

Un litre de ces eaux renferme d'un gramme 1/2 à 2 gr. 1/3 de principes salins, et pour quelques-unes des sources jusqu'à 5 à 6 grammes, selon la source. On ne dit pas si les infiltrations du *lac salé de sebkla*, dans la même province d'Oran, sont étrangères à la production de ces sources.

Dans les différentes eaux des Colonies Algériennes (et l'Académie de médecine a dû en faire analyser de plus de 20 sources), c'est toujours le chlorure de sodium qui prédomine, preuve sans doute que ces sources nombreuses ont quelques secrètes communications avec la mer.

== Employées dans les engorgements strumeux et dans quelques paralysies, en particulier dans l'instabilité nerveuse.

Hauterive *(Allier), à 6 kil. de Vichy.*

Source artésienne de la création de François Brosson, auteur principal de la haute fortune de Vichy, dont il fut le premier fermier pendant 9 années (1833-1842).

La source d'Hauterive, qui a déjà eu pour inspecteurs M. Mont-Mahou, puis M. Londe, et enfin M. Durand-Fardel, est de même nature que celles de Vichy, auxquelles elle est aujourd'hui réunie, au moins administrativement.

Elle se distingue de celles du grand établissement en ce qu'elle est froide, ce qui lui confère le privilége d'être exportée au loin sans aucune déperdition de principes, et sans dépôt ni effondrilles, avantage rare. Vichy ne compte pas deux sources qui renferment du bicarbonate de soude à de si hautes doses que celle-ci. Elle est si richement alcaline et si gazeuse, qu'on pourrait la substituer sans scrupule à l'eau trop peu abondante des Célestins. Elle ne fournissait en 1853 que 2.868 bouteilles utilisées et transportées; le nombre s'en est élevé en 1857 à 71 mille, et il ne peut qu'augmenter d'année en année. C'est principalement d'Hauterive que François Brosson tirait le bicarbonate alcalin, base des célèbres pastilles dont la recette lui fut donnée par d'Arcet, de l'Institut.

La Herse *(Orne)*, *à* 12 *kil. de Mortagne, dans la forêt de Bellesme.*

Ercia en Celtique voulait dire *fontaine*. Cette source était anciennement connue. Il en est fait mention dans les mémoires Académiques de Bourdelin, et dans ceux de Duclos, de même que dans le *Roman comique* de Scarron.

M. Charrault, chimiste d'un lycée de Paris, en a analysé l'eau assez récemment.

C'est une eau ferrugineuse, carbonatée et arsenifère, qui renferme des sulfates et chlorures, et dans laquelle on aperçoit des traces d'iodure potassique. Mais chaque principe s'y rencontre à dose minime, même les carbonates et le fer. Un litre ne renferme pas 0.20 cent. de principes salins, ni un centigramme de fer oxydé.

Les eaux d'une aussi faible minéralisation ont besoin de

s'autoriser de l'exemple des sources peu salines de Plombières pour s'attribuer des vertus. — L'eau de la Herse s'exporte au loin, et se conserve sans dépôt ocracé. La source, quant à elle, est peu visitée.

⚌ Chlorose, leucorrhée, gastralgies.

La Hontalade *(H.-Pyrénées), à Luz, même commune que les eaux de Saint-Sauveur, et à deux kilomètres tout au plus de l'établissement hydrologique de ce nom.*

La source de la Hontalade, un peu plus exhaussée que celle de Saint-Sauveur, est parfaitement située pour le plaisir des yeux et la salubrité. Tout à fait limpide, l'eau de la source est recherchée de tous, tant elle est potable et savoureuse. A peine tiède (22° c.), elle sert comme de buvette aux clients de Saint-Sauveur.

Les éléments qui la minéralisent, du poids de 0.25 c. par litre, se composent de sulfure sodique (moins de 0.013 milligr.), de chlorure et de sulfate de soude, de silicate terreux et d'iodure, auxquels principes se joint de la barégine (0.03 c.).

A Saint-Sauveur, on buvait autrefois des Eaux-Bonnes, qui aujourd'hui y sont remplacées par l'eau de la Hontalade, bien que, par respect de la tradition ou de la routine, l'ancienne étiquette de Bonnes subsiste toujours sur les vases qui servent à la distribuer.

L'eau de la Hontalade marque à la source environ 10° au sulfhydromètre; mais, arrivée à Paris, elle ne marque plus que 3°, à peine le tiers, ce qui n'y désigne plus guères que 0.004 milligr. de sulfure par litre ; tandis que l'eau Bonnes marque encore 6° après le voyage, moitié plus que la Hontalade. Toutefois, on l'importe déjà en France, nommément à Paris, comme pouvant remplacer les Eaux Bonnes.

== On la conseille pour les digestions laborieuses, et pour quelques maux nerveux d'estomac sans phlegmasie ni fièvre ; dans les catarrhes et bronchites chroniques. Mais elle réussit plus essentiellement, ainsi que l'a établi M. Hédouin, et comme a dû s'en convaincre notre célèbre confrère Nélaton, dans les affections utérines, même profondes, et même anciennes.

La Hontalade a maintenant un petit établissement distinct de celui de Saint-Sauveur, mais bien entendu, sans concurrence possible.

Ischler ou Ischl *(Haute Autriche), à quelque distance de Vienne.*

Situé sur la Traun, à 520 mètres d'élévation, et voisin de grandes salines en exploitation, Ischl est un bourg de 2,000 habitants. Des bains salins y furent fondés en 1822, comme trente ans plus tard à Salins. Ces bains sont maintenant visités, annuellement, par un millier de malades de toutes classes, la haute aristocratie comprise, tant les eaux salées sont recherchées de toutes parts.

Ces eaux composent à Ischl des bains de toute espèce. Les bains de vapeur qu'on administre, au moyen et au-dessus de la grande chaudière saline, dans des cellules, ont la réputation d'être fort salutaires.

== On se rend à Ischl pour engorgements scrofuleux et rhumatismes, pour des paralysies et pour un affaiblissement notable.

Les eaux d'Ischl ont été recherchées comme un remède à l'obésité, cet épouvantail de quelques jeunes personnes et d'un certain nombre de hauts personnages. A l'appui de cette singulière propriété qui leur est attribuée, on a cité le fait suivant.

Un homme de 47 ans, boucher de son état et pesant 357 livres (ou 178 kilogr.), fut d'abord traité par la diète, par le tartre stibié à doses laxatives, par l'eau d'Adelhoir, dont il prit en quelques jours 32 bouteilles par petits verres à liqueur (excellente méthode, qui préserve de tout gonflement). Le traitement terminé, cet homme n'avait pas repris un volume normal; beaucoup s'en fallait. C'est alors que les bains d'Ischl, aidés de l'équitation, vinrent suppléer la cure. Je veux dire que l'embonpoint, devenant enfin supportable, cessa d'être monstrueux et maladif. — Cet effet des eaux d'Ischl contredit positivement la théorie du docteur Plouviez, de Lille, quand ce médecin distingué affirme que le sel engraisse ceux qui en prennent à doses graduellement accrues, jusqu'à des limites qu'il a soin de préciser.

Au reste, les mêmes propriétés amaigrissantes ont été attribuées à quelques eaux minérales du Nassau; et c'est afin d'en utiliser l'effet que l'ancien ministre comte D., a plus d'une fois fréquenté les eaux de cette contrée.

La Bassère *(Hautes-Pyrénées) à six kil. de Bagnères de Bigorre.*

L'eau de Labassère est une source sulfureuse froide, très-abondante, transportable au loin sans altération, et qu'on administre aujourd'hui partout, même à Bagnères, dans des buvettes portatives, après que la température en a été élevée (aux sources Théas) à 33 degrés cent. Il n'y a qu'à la source même, un peu éloignée et d'ailleurs peu accessible, qu'il n'en soit fait aucun usage. Il est incroyable combien d'industrieux artifices met en jeu cette eau si naturelle et si excellente, à la fois si efficace et si agréable, afin d'attirer à Bagnères, par l'appât d'une source in-visible, tant de buveurs auxquels le soufre est expressé-ment proscrit, et qu'aucune des 47 autres sources de la ville n'a le don d'attirer au même degré. Plus de 400 per-sonnes, durant la saison, en prennent chaque matin à Ba-gnères même. Il faut aller puiser l'eau, sans bruit et sans heurt, à une lieue 1/2 de la ville, dans des vases où l'air n'a nul accès. Il faut la transporter sans vacillation à la plus thermale des sources Théas, et l'y chauffer, thermo-mètre en main, au bain-marie; il faut la protéger et la comprimer pendant cela au moyen d'un gazomètre chargé d'azote. Il faut la verser dans des verres d'une certaine forme, avec la constante attention d'éviter le contact de l'air. Et que d'autres soins encore, quant à l'eau qu'on exporte !

On peut se demander ce que deviendrait Bagnères, si la source de Labassère venait tout à coup à lui manquer. On se le demande surtout après avoir lu l'excellent ou-vrage de M. Pamprun avocat, frère du docteur.

= A Paris, comme à Bagnères, l'eau de Labassère est employée et ordonnée dans les affections de poitrine, dans les bronchites chroniques, la phthisie catarrhale, l'asthme humide, de même que pour quelques maladies de la peau et quelques flux chroniques.

N. B. On ne sait au juste à quel principe caché attri-buer les vertus bien vérifiées d'une eau qui ne pèse spé-cifiquement qu'un demi-milligramme (0.0005) de plus que l'eau distillée.

Lamotte-d'Aveillan *(Isère), à* 32 *kil. de Grenoble.*

L'eau minérale de Lamotte est de l'espèce des chloro-bromurées. Elle provient de trois sources, dont deux seulement sont utilisées. Thermales l'une et l'autre, l'une *le puits* a 57° c., et l'autre (*la dame*) 63° c. — La chimie constate dans ces eaux différents sulfates et carbonates, des chlorures alcalins, un bromure lui-même alcalin, des crénates de fer et de manganèse, et assez d'arsenic pour qu'on le rende sensible sous la forme d'un anneau. Un litre d'eau renferme de 6 à 7 grammes de tous ces éléments réunis. Les sources, fort abondantes, donnent au delà de 6 mille hectol. en 24 heures.

Les eaux de Lamotte sont légères ; elles sont purgatives en boisson, surtout quand on les blanchit et qu'on les coupe avec un cinquième de lait. Les malades sont bien loin d'en retirer tous les mêmes effets. La thérapeutique se fonde sur tant d'éléments et comporte tant de conditions nécessaires !

Ces eaux ont quelques traits de ressemblance avec les eaux de Porla, en Suède, dans lesquelles Berzélius constata d'abord, et le premier, l'existence des acides crénique et apocrénique.

= L'eau thermale saline et chloro-bromurée de Lamotte est le plus fréquemment conseillée dans les scrofules, dans les névralgics surtout sciatiques, et quelques paralysies : elles excellent dans le rhumatisme dont elles accroissent d'abord les douleurs. Quelquefois aussi elles les déplacent, comme les eaux de Bourbon-Lancy, et l'on cite des métastases viscérales du fait des douches. On doit se tenir en garde contre leur action perturbatrice. Elles réveillent certaines affections larvées ou assoupies, et, si elles ne les guérissent pas, donnent au moins l'avertissement de les traiter. Leur action laxative les rend utiles dans les congestions cérébrales. On les conseille aussi dans les scrofules, dans les affections utérines et gastriques.

L'établissement de Lamotte a de l'importance. Il n'y manque que des piscines communes, dont l'éloignement des sources rend l'établissement presque impossible. — On se loue de la salubrité de l'air : on ne voit jamais à Lamotte ni brouillard, ni rosée, ce qui doit paraître peu croyable. On se loue des médecins, qui, dans ce château thermal, vivent en frères dont les biens seraient indivis.

Mais ce qui appelle une prompte réforme, c'est le grand éloignement des sources, qui sont à 1850 mètres du château, théâtre des traitements hydrologiques. On est obligé d'y transporter l'eau. Autrefois c'était à dos de mulet; aujourd'hui on se sert de conduits métalliques. Mais dans le trajet, on comprend que l'eau minérale perd une partie de sa chaleur, qui s'abaisse à 40° et même à 32° c. Il est vrai qu'à son arrivée, on a soin de lui faire traverser un serpentin qui se contourne et se replie jusqu'à sept fois sur lui-même, en traversant un brasier ardent. Enfin n'est-il pas inconcevable qu'en plein XIXe siècle, il faille chauffer pour bains une eau qui jaillit des sources à 60 degrés cent. et même à 63 ?

Nous ne pouvons que recommander Lamotte aux vues fécondes de l'ingénieur M. François.

Lamalou (*Hérault*), *à* 32 *kil. de Béziers, dans le village de Villecelle.*

Lamalou a six sources thermales, ferrugineuses et un peu alcalines, dont la température, insuffisante pour des bains, varie de 22 à 35° c. Trois de ces sources sont employées en bains, comme à alimenter les piscines, car Lamalou a des piscines; les trois autres composent la buvette et se prennent en boisson. Ces trois dernières portent les nom de *Capus* (la plus ferrugineuse), de *Ver-*

gnières, la moins ferrée, et de *petite source*. La grande source, parmi les premières, est la base essentielle des bains, à l'alimentation desquels elle est exclusivement consacrée.

La chimie n'a trouvé dans ces eaux, outre la silice, le fer et l'arsenic, que du chlorure et du carbonate de soude, encore n'est-ce qu'à doses assez faibles.

== On ne traite guère à Lamalou que des rhumatismes et tout ce qui porte le nom vague et très-élastique de *douleurs*. En patois, le nom même de *Lamalou* signifie douleur. Il s'y traite aussi quelques névralgies, pour lesquelles la durée du bain doit être moitié moindre. — Comme la digitale et la quinine, ces eaux ont pour effet bien évident d'abaisser le pouls et de ralentir les battements du cœur.

On peut en croire, sous ce rapport, M. le docteur Dupré.

Comme Amélie-les-Bains et Vernet, les deux établissements de Lamalou sont organisés de manière à recevoir des malades en toute saison, même l'hiver.

Mais à l'inverse de plusieurs établissements analogues, ce sont les hommes qui s'y rendent en majorité, surtout à Lamalou-le-Haut, qui est à un kilomètre de l'établissement principal. Il nous a paru que les bains s'y prennent trop chauds, même en piscine. Lamalou n'en est plus à l'époque où le médecin inspecteur disait au ministre, officiellement :

« ... 4 piscines, 2 grandes et 2 petites, infectes et obscures. — 2 chauffoirs en ruine. — 4 baignoires trouées. — 2 cabinets de douches malsains : Tel est l'établissement. »

Le docteur ajoutait :

« Prix excessif : six francs par jour, pour un régime moins que frugal;

2 fr. 20 c. pour les bains de piscines ;

3 fr. pour douche ou bain en baignoire. Pauvres mal accueillis ou repoussés. »

— Pas très-loin de Lamalou, on trouve la fontaine saline quasi tiède (20° environ) de *Foncaude*, dont ont parlé les professeurs Vigarous et Virenque, ceux que destitua en 1819 M. Royer-Colard, frère du philosophe orateur, pour avoir assisté à une représentation siflée du *Nouveau seigneur du Village*, dont l'auteur M. Creuzé de Lesser, était en ce moment préfet de Montpellier. M. de Saint-Pierre a analysé l'eau de Foncaude, qui se nomme en patois *Font caouada*.

= Mêmes vertus et mêmes malades que les sources de Lamalou.

— On trouve en outre, dans cette même contrée, la source encore peu utilisée et peu connue de *Veyrasse*. Ce sont des eaux d'une nature alcaline en même temps que ferrugineuse, et dont chaque litre contient trois grammes environ de principes fixes.

Louëche (*Suisse*), *dans le Valais.*

Eaux thermales salines, que le contact et l'immixtion des matières organiques rend *accidentellement* sulfureuses, comme on dit à Luchon. — Un litre de ce liquide contient à peine un gramme de sels, tous principes compris. — Ces eaux renferment une très-petite quantité de strontiane, et c'est à cette substance que quelques personnes ont attribué l'espèce d'éruption qui a reçu il y a longtemps déjà le nom de *poussée*. Mais cette éruption miliaire, qu'on n'observait qu'à Louëche autrefois, et qu'on croyait caractéristique des eaux de ce lieu, paraît due en partie au long séjour que font les malades dans des piscines collectives, surtout au moment de la *haute baignée* (où le bain dure six heures). — Il y a à Louëche plusieurs sources thermales, et quatre établissements.

═ On se rend aux piscines de Louëche pour les maladies de la peau, de la vessie et des viscères. Ces eaux sont contraires à la goutte, même indolente, — aux névralgies, — à la phthisie, encore plus, et toutes les fois qu'il y a pléthore.

La *poussée* se montre du septième au douzième jour; rarement plus tard. Ceux dont la peau a de la rudesse y sont plus exposés que ceux qui l'ont douce, polie et souple. On a pu remarquer que les malades qui bornent leur traitement à l'eau prise en breuvage, sans aucun bain, sans *baignée*, comme on dit là, ont la poussée comme ceux qui prennent les bains en piscines. Cette éruption apparaît d'abord et surtout vers les jointures. Elle se compose de boutons diversifiés, avec démangeaisons et cuissons, et est souvent accompagnée d'un gonflement parfois assez considérable pour commander de couper les bas, les chaussures et jusqu'aux vêtements, lorsque la poussée survient hors du bain ou du lit. Elle s'est quelquefois compliquée de fièvre, circonstance où il fallait recourir à des bains d'eau douce, à des purgatifs, à des ventouses, ou même à la saignée. La poussée, à ce degré, ne se voit qu'à Louëche.

Cette éruption dure habituellement une semaine, mais elle va quelquefois plus loin. En tout cas, on se conduit comme dans la rougeole. S'il y a gonflement prononcé, il faut bien que l'épiderme se détache : on fait *peau neuve*, résultat dont s'applaudit plus d'un baigneur, de ceux qui n'étaient venus à Louëche qu'afin de l'obtenir , c'est-à-dire pour changer de peau... On dit que les passions dirigent l'homme : et les préjugés donc !

Il y a à Louëche, un bain de ventouses pour ceux dont la peau dénudée resterait rouge et agaçable.

N. B. — Les bains de Louëche sont d'autant plus sulfureux, que le nombre des baigneurs est plus grand. Chaque malade en effet apporte son contingent de matière organique qui hydrosulfure les sulfates.

Le docteur Foissac, esprit distingué, a fait un savant travail sur les eaux de Louëche.

Luxeuil *(Haute-Saône), à* 16 *kilomètres de Lure,* 24 *kilomètres de Vesoul, et à* 360 *kilom. de Paris.*

Cette ville de Luxeuil a jusqu'à 11 sources thermales, dont la chaleur varie de l'une à l'autre de 32 à 64° cent. L'eau en est inodore, incolore, à peu près insipide, mais d'un doux contact. Elle est si peu minéralisée, si peu saline, qu'elle n'atteint pas tout à fait à la pesanteur spécifique de l'eau distillée. Et cependant, on compte parmi ses principes, indépendamment de ces sels de soude, de chaux et de magnésie qu'on retrouve partout, du manganèse, du fer et, dans cinq des sources, de l'arsenic; mais toutes ces matières n'y sont qu'à doses fort minimes, au point de se faire soupçonner plutôt que découvrir. Convenons toutefois et loyalement, que l'extrême légèreté de ces eaux peut tenir à leur chaleur et à la présence *allégeante* de quelques gaz, tel que l'azote.

Outre ces onze sources thermales, — Luxeuil possède encore : 1° une source dite *savonneuse*, source assez abondante, fort onctueuse, et qui porte le nom d'*Hygie;* 2° Deux sources ferrugineuses, une froide, et l'autre déjà assez dégourdie (16° c.) pour satisfaire ceux qui répugneraient à des eaux glacées. Cette demi-température semble indiquer que cette source a quelque secrète relation avec les sources thermales. Cette eau ferrugineuse, si le palais la trouve un peu âpre et d'une saveur métallique, est du moins fort douce à la main. C'est la seule qu'on prenne en breuvage.

Luxeuil possède un bel établissement hydrologique, qui est richement pourvu de bains isolés (dont 7 portent des noms distinctifs), d'amples piscines à gradins, et d'appareils fort diversifiés pour toutes sortes de douches, surtout depuis que la ville a fait don à l'Etat des sources célèbres qui étaient sa propriété.

═ Les eaux thermales de Luxeuil, à raison même de leur faible minéralisation, sont employées avec avantage dans les névralgies, les névroses. On en fait un fréquent usage dans les maladies des femmes, en tout ce qui concerne la régularité des mois, les douleurs utérines, ou les accidents si redoutés de l'âge critique. On les conseille encore dans les affections non fébriles de l'estomac, en recourant comme auxiliaire aux sources ferrugineuses prises en breuvage. Ces eaux légères, chaudes et limpides, ont une action si douce et qui inspire tant de sécurité, qu'à Luxeuil il est des baigneuses qui ne discontinuent pas leurs bains même à l'époque et durant le cours des mois, rendu ainsi plus facile et plus complet, sans que jamais il en résulte le moindre accident.

Ces eaux sont encore moins stimulantes que celles de Plombières, auxquelles elles ressemblent beaucoup, au moins par les températures des sources.

On en interdit l'usage, 1° dans les hydropisies confirmées ou même commençantes; 2° dans les squirrhes, les cancers et les tubercules, dans la colique néphrétique et certaines maladies sans nom ; 3° dans les affections du cœur, encore bien qu'on ait reconnu à ces eaux des propriétés puissamment diurétiques; -- 4° on les défend par-dessus tout dans la phthisie pulmonaire et dans l'asthme de toute espèce ; -- 5° on les interdit encore dans la goutte, dans les affections convulsives, dans l'épilepsie, l'hystérie, et généralement dans toute conjoncture où l'on soupçonnerait quelque chose d'inflammatoire, d'hémorrhagique ou d'organique ; -- 6° enfin, il nous paraîtrait prudent d'en éloigner les enfants, comme aussi tout malade maigre et manifestement affaibli.

Nous n'insistons si longuement sur les cas d'abstension, qu'en souvenir des trois décès qui marquèrent si tristement la saison de 1851, alors que Luxeuil n'avait encore réuni que 169 baigneurs. Un décès par 56 personnes, ce serait peu dans un hôpital; mais c'est beaucoup lorsqu'il s'agit des habitués des eaux de Luxeuil.

Les sources ferrugineuses ont fourni un peu d'iode, et environ deux centigrammes par litre (0.02 c.) de crénate de fer. Or, à deux litres par jour, un traitement de 21 jours (ce qu'on appelle *une saison*) n'aura fait entrer dans le sang et infusé dans l'organisme qu'environ 84° c. de carbonate de fer crénaté. Et cependant cela suffira fréquemment pour guérir la chlorose, pour tarir une leucorrhée, ou amender une maladie scrofuleuse.

Les sources salines, qui ont des principes encore moins abondants, outre qu'elles sont totalement privées d'iode, ont néanmoins des effets analogues. On les prescrit également et avec fruit dans les flux chroniques, dans les scrofules. En plus comme en moins, elles régularisent les mois des femmes.

Comment, après de pareils contrastes entre les doses d'un remède et ses effets, ne pas montrer quelque tolérance envers la méthode infinitésimale des partisans d'Hahnemann, lui qui sans doute aura puisé dans l'hydrologie de son ami le célèbre Hufeland, les principes aujourd'hui si controversés de son École.

Martigné-Briand *(Maine-et-Loire), à* 20 *et quelques kilomètres de Saumur.*

Plusieurs sources dont deux seulement sont utilisées par les médecins de l'Anjou. Une d'elles est quasi tiède (20° c.) et paraît sulfureuse. On s'en est servi avec avantage pour des maladies de la peau, principalement pour celles de ces maladies dont les enfants sont atteints. Des succès en ont aussi été obtenus dans quelques catarrhes anciens sans amaigrissement.

L'autre source, tout à fait froide, limpide, à peu près sans odeur, mais d'une saveur métallique, martiale ou ferrugineuse, passe pour être à base de fer et de l'ordre des crénatées, comme celles de Forges-en-Bray, ou du Pouhon, à Spa. C'est cette source ferrugineuse qui a reçu le nom de *Joannette* et qui est la plus fréquentée. On ne la prend qu'en boisson. La première de ces sources, bien que d'une nature plus équivoque, a paru assez importante pour qu'il fût élevé près d'elle un établissement hydrologique. On en fait usage en bains.

== La source Joannette est conseillée pour les maladies des femmes, aux cas d'irrégularité des menstrues et des flueurs blanches, comme les ferrugineuses des autres contrées.

Mer *(bains de).*

Plus que jamais la mode et l'attrait de l'imprévu, d'illustres exemples et l'esprit d'imitation ont conféré la vogue, une vogue persévérante aux bains de mer.

Sans contredit l'eau de la mer n'est pas sans action. Elle agit par sa température (de 14 à 22° c.), assez ordinairement proportionnée à celle de l'atmosphère et parfois supérieure à la sienne, à raison des cailloux et sables que la marée trouve échauffés sur la plage ; elle agit par ses ondulations, par ses vagues, comme aussi par une sorte de saisissement et de surprise, conséquence de la façon soudaine dont on se jette ou dont on est lancé à l'eau, une eau froide, mobile, résistante et salée ; elle agit encore par sa nature multiple, ses sels, ses bromures, l'arome de ses fucus, sans parler de ces éléments infinis et la plupart insaisissables dont l'eau de la mer se compose. La mer renferme en effet un extrait de tout ce qui forme la terre, ses productions et ses habitants. L'eau même a été nuage, a été neige, glacier, rosée, vapeur ; elle a été sève et sang, sucs divers, véhicules organiques, émanations de toute espèce. Ces effluves, ce sang, cette sève, qui finalement aboutissent aux océans, entraînent vers eux, dans une indiscernable suspension, quelques-uns des principes constitutifs des êtres qu'ils ont abreuvés, nourris, pénétrés ; de même que les fleuves y déposent simultanément un échantillon de chaque terroir, des molécules atténuées de chaque montagne, comme aussi la réunion des sources minérales des continents.

On comprend que si l'analyse chimique est insuffisante à témoigner d'une telle multiplicité d'éléments confondus, nos organes sont doués d'une sensibilité qui surpasse de beaucoup la puissance des réactifs chimiques.

Voici de quels principes M. Aug. Laurent a constaté la présence dans l'eau de mer de Cette.

```
Eau  .  .  .  .  .  .  .  .  un kilogr. ou litre.
Gaz acide carbonique.  .  .  .  .  .  .  .  .  0  20.
Chlorure de sodium (sel commun)  .  .  .  .  27. 23.
    —    de magnésium  .  .  .  .  .  .  .  .  6. 14.
Sulfate d'oxide de calcium .  .  .  .  .  .  .  0  15.
    —         d'oxide magnésium .  .  .  .  .  7. 02.  (1).
Carbonate d'oxide de calcium et de magnésium.  0. 20.
Oxide de potassium  .  .  .  .  .  .  .  .  .  0. 01.
Iod. et brôme .  .  .  .  .  .  .  .  .  .  simples traces.
                                           ————————————
                                           40 gr 94 c.
```

Dernier principe que la chimie actuelle constate et dont elle évalue la dose à 0. 20 ou même 0. 50 centigrammes par litre d'eau, mais dont la quantité varie selon la mer et même selon la saison.

La chose essentielle après un bain de mer, comme après tout bain froid, c'est la réaction vitale, pour laquelle tous n'ont pas la même aptitude. Il faut que le sang revienne à la peau, le mouvement aux muscles ; aux artères, un pouls énergique et régulier, une transpiration facile aux pores, et à l'esprit une pleine sérénité. En conséquence, les bains de mer doivent être interdits à ceux qui par l'âge, l'état de santé ou la faiblesse seraient destitués de cette précieuse faculté de réaction.

== Les bains de mer sont conseillés dans les névralgies, les tics douloureux et en général dans les maux de nerfs. On les ordonne dans la manie, l'épilepsie, la mélancolie, mais avec des précautions qu'indique la prudence. Ils conviennent dans les maladies scrofuleuses, dans le

(1) C'est surtout à ce sel que l'eau de mer doit l'amertume désagréable qui la caractérise.

rachitisme et les déviations de la taille qui n'en sont qu'au début (docteur V. Duval). Ils redonnent aux joues et au sang une plus vive coloration, aux muscles plus d'énergie, plus de calme aux nerfs et à l'esprit. Ils fondent les glandes, apaisent les tremblements, et ont quelquefois mis fin à la chorée, à la danse de Saint-Guy, à l'endocardite et aux palpitations. Si plus d'une fois de pareils bains ont provoqué de fausses couches, il est vrai de dire que souvent ils en ont conjuré. Mais pour en retirer avantage, ceux qui les prennent doivent être sans pléthore. De pareils bains décuplent les forces et restituent aux rouages de la vie ce juste équilibre que les maladies, les passions, les remèdes ou les fatigues avaient faussé.

Les bains de mer, quand on les prend à propos et sans imprudence, ont la réputation de rendre la vie longue. Au moins était-ce l'avis de Bacon de Vérulam, qui disait d'eux : *Lavatio corporis in frigida, bona ad longitudinem vitæ.* Mais peut-être ne présage-t-on longue vie à ceux qui les prennent, qu'en ce que les gens débiles doivent s'en abstenir. — On ne doit les prendre ni après le repas, ni au saut du lit, ni quand le corps est en sueur et mal disposé, ni en temps d'orage, ni le corps imparfaitement plongé dans l'eau, ni si le ventre est dérangé ou fébrile.

S'il s'agit de personnes peu capables de réaction, alors c'est en baignoires que ces bains doivent être pris. C'est ainsi qu'à Boulogne-sur-Mer on peut prendre, en baignoires, des bains de mer frais, tièdes ou tempérés.

On peut même en prendre dans des baignoires suspendues et oscillantes, qui imitent jusqu'à l'illusion les ondulations de la mer et ses clapotements.

Voici la liste des plages principales où l'on prend en

France des bains de mer. La plupart de ceux que nous citons, nous disons *la plupart*, sont autorisés ministériellement, et officiellement inspectés.

Arcachon, — dans la Gironde.

Biarritz, — (voir ce mot), dans les B.-Pyrénées.

Boulogne et *Calais,* — dans le Pas-de-Calais.

Cambrette (la) et la *Ciotat,* dans le département des Bouches-du-Rhône.

Cette, — dans l'Hérault.

Croisic (le) et *Pornic,* — dans la Loire-Inférieure, à 43 kil. de Savenay.

Dieppe et *Tréport,* — dans la Seine-Inférieure.

Luc et *Courseulles,* — dans le Calvados, à 16 et à 20 kil. de Caen.

Langrune-sur-Mer, — dans le Calvados, à 16 kil. de Caen.

Granville et *Cherbourg,* — dans la Manche.

Rochelle (la).

Royan, — dans la Charente-Inférieure. Royan est à 36 kil. de Marennes.

Saint-Malo, — dans le départ. d'Ille-et-Vilaine , à 70 kil. de Rennes.

Saint-Valery en Caux et le *Crotoy,* — dans la Somme.

Trouville, — dans le Calvados, à 32 kil. de Pont-l'évêque.

Saint-Gildas et *Port-Louis,* — dans le Morbihan.

La grande vogue est pour Biarritz, Langrune, Dieppe, Royan et Trouville.

On prend des bains de mer dans beaucoup d'autres lieux, mais peut-être avec moins de commodité ou moins de prudence. Par exemple, au Havre, à Lorient, Fécamp,

Dives, à Port-Vendres, Marseille et Bordeaux ; à Dunkerque, Sarzeau, Honfleur, etc.

Miers *(Lot), à une trentaine de kilom. de la ville de Gourdon.*

L'eau minérale de Miers est une saline froide qui a pour base essentielle le sulfate de soude (sel de Glauber). Les chimistes y ont de plus constaté du bicarbonate et du chlorure de magnésie.

Le fait est que cette eau est purgative, fréquentée et recherchée pour telle. Elle contient par litre environ cinq grammes (5.20 c.) de principes salins ou fixes.

══ On l'a conseillée dans les affections chroniques et non phlegmasiques des intestins et de l'estomac, dans ce qu'on nomme des obstructions non *indurées*. Cette source minérale est assez fréquentée de nos jours pour que les propriétés dussent en être plus parfaitement connues et divulguées.

Moligt *(Pyrénées-Orientales), à 8 kilomètres de la ville de Prades ; entre un torrent et un ancien château, servant aujourd'hui d'hôtellerie pour les baigneurs.*

14 sources sulfureuses, ni très-fortes en principes, ni fort abondantes, mais onctueuses et chargées de barégine; ces sources alimentent deux établissements thermaux, les *bains Llupa* et les *bains Mamet*, dont le succès ne va pas encore jusqu'à la vogue. — Les eaux de Moligt ont une température suffisante de 37° c. Un litre contient à peine 21 centigrammes (0.21 c.) des différents principes que le savant Anglada a constatés dans les eaux sulfureuses des Pyrénées. A eux seuls, les sels de soude composent les deux tiers de ces ingrédients (0.14 c.), tandis que les autres sels n'en forment qu'un tiers, ou environ sept centigrammes, silice comprise.

Les eaux sulfureuses thermales de Moligt échauffent et tonifient : elles portent à la transpiration et constipent.

= On les conseille utilement dans les bronchites chroniques, ainsi que pour les dartres, et les névralgies gastriques. Les bains sont d'une parfaite douceur, à raison de a glairine qui abonde dans ces sources.

Monêtier *(Hautes-Alpes), à* 16 *kilomètres de Briançon et* 448 *kilom. de Paris.*

C'est aux eaux minérales de Monêtier qu'on fait honneur de la belle santé des habitants de cette contrée, et de l'heureuse immunité dont ils ont joui dans nos récentes épidémies. En effet, l'usage des eaux est octroyé gratuitement à tous les bourgeois du Monêtier.

Les sources, salines et ferrugineuses, sont au nombre de deux. L'eau qui en provient est limpide, inodore, quasi insipide, et de l'une à l'autre, selon les saisons, elle varie pour la chaleur entre 22 et 45° cent. L'analyse en a été faite par le savant homme qui le premier a découvert l'arsenic dans une eau minérale de l'Algérie, mais qui n'en a pas signalé la moindre trace dans celles-ci.

La source consacrée aux bains renferme plus de moitié plus de principes que la *Rotonde,* dont on n'use qu'en breuvage. La première contient trois grammes de sels par litre, tandis que l'autre n'en a que 1.20 c.

En boisson, l'eau du Monêtier est lourde à l'estomac et d'un passage difficile, outre qu'elle est laxative. Elle est mieux supportée sous forme de bains, car alors elle pousse à la transpiration et constipe. Il faut noter que la source qui n'est employée qu'en bains et qui échauffe, est cependant beaucoup plus saline que celle qui purge.

= On emploie principalement les bains du Monêtier dans

les fausses ankyloses, les tumeurs blanches, les caries et
les fistules, comme aussi pour les rhumatismes et d'anciennes blessures.

Montbrison *(Loire), à 88 kilom. de Lyon.*

Trois sources alcalines froides, où prédominent les sels
de soude.

═ Analogue aux eaux de Saint-Galmier et de Châteldon, une des sources contient 7 centigr. (0.07 c). de fer,
et passe pour emménagogue et fébrifuge. Une autre, plus
gazeuse et contenant plus de bicarbonate sodique, est
ordonnée pour les maux d'estomac non inflammatoires :
Toutes sont diurétiques et conviennent dans les engorgements des viscères et la gravelle.

Ces eaux laxatives ont été accusées, dans les épidémies de 1849 et 1854, d'avoir provoqué, comme celles
de Balaruc, des attaques de choléra. Mais peut-être prend-
on pour cause ce qui a pu n'être qu'une coïncidence fortuite.

Mont-Dore *(Puy-de-Dôme), à 52 kil. de Clermont-Ferrand.*

Eau célèbre, de nature alcaline, qui jaillit de sept sources dont voici les noms et la température respective :

1. Bain de César . . . . 45° c.
2. Fontaine Caroline . . . . . . 45°
3. Bain Ramond (nom d'un savant préfet). 42°
4. Bains Rigny (autre préfet, frère de
         l'amiral) . . . . . 42°
5. Fontaine de la Madeleine . . . . 45° c.
6.   —   Sainte-Marguerite . . . 12° (froide).
7. Grand bain, ou bain Saint-Jean. Ici ce n'est point une
source unique et distincte ; c'est la réunion d'une multi-

tude de filets épars provenant des sources véritables, et
dont l'ensemble sert à alimenter les grands bains du pavillon. Le Mont-Dore compte jusqu'à 15 à 16 sources en
ne négligeant rien, pas même ce qu'on appelle la *Com-
pissade*.

A l'exception de la fontaine de la Madeleine, dont l'eau
n'est employée qu'en boisson ou breuvage, les sources du
Mont-Dore sont toutes consacrées au service des bains, des
douches, des vaporisations ou de ce qu'on nomme *aspirations* ou *inhalations*. Des deux établissements remarquables qui font la fortune du Mont-Dore et méritent
d'être admirés et imités, l'un renferme les bains isolés,
les appareils et cabinets de douches, et deux piscines ou
bains collectifs. L'autre établissement est consacré au service des bains et des douches de vapeurs, de même qu'à
l'inhalation ou aspiration pulmonaire de l'eau minérale
d'elle-même vaporisée par l'effet naturel de sa haute température. On y compte 2 salles de vapeurs et 4 salles
d'aspiration. Les eaux du Mont-Dore sont si chaudes et
si actives, que la durée des bains, des douches et vapeurs,
de même que la durée du traitement total, y est beaucoup
plus courte que partout ailleurs. Ce n'est pas par heure,
c'est par minute qu'on y procède.

== Aux eaux du Mont-Dore, on guérit fréquemment
(pas toujours!) des asthmes humides, des engorgements
de la gorge, des enchifrénements et enrouements tenaces,
des bronchites chroniques, une toux grasse du larynx, et
même « des phthisies commençantes de l'espèce tubercu-
leuse, » dit le docteur Michel Bertrand père, le vrai fondateur du Mont-Dore... Mais, pour réussir, il ne doit
subsister ni de fièvre, ni de maigreur progressive, ni
d'insomnie douloureuse. C'est grâce à de telles apprécia-

tions d'opportunité, que des succès peu espérés ont été plus d'une fois obtenus. Une remarque très-essentielle et générale que j'ai faite il y a 20 ans, c'est que les eaux minéralisées conviennent mieux à la faiblesse qu'à la force, mieux aux lymphatiques qu'aux pléthoriques et aux nerveux, et moins à la maigreur jointe à l'aridité qu'à la moiteur et à la plénitude. Cette remarque pratique s'applique surtout aux eaux thermales du Mont-Dore et à celles des Pyrénées, mais point à elles seules.

Un litre d'eau des sources du Mont-Dore renferme environ un gramme et demi (1. 50 c.) de sels à l'état *anhydre* (sans eau de cristallisation), somme intégrale dans laquelle le seul bicarbonate de soude figure pour un tiers (ou 0. 50 c.). Le fer oxydé n'y compte que pour un centigramme (0.01 c.). Le surplus se compose de sulfate et chlorure de soude, de carbonates terreux, de silice, etc. Il faut encore ajouter le sel d'arsenic qu'y a soigneusement constaté M. Thénard, et qu'y avait bien avant lui signalé M. A. Chevallier. Des neuf principes fixes dont la chimie a démontré la présence dans ces eaux minérales, aucun ne motivait d'une manière satisfaisante les vertus qui leur sont attribuées. Le gramme 1/2 de sels par litre qu'elles renferment, paraissant bien minime, on se perdait en hypothèses nuageuses et mal fondées. La récente découverte de l'arsenic dans les eaux minérales a en partie suppléé à ce qu'on ignorait. Déjà M. Chevallier avait signalé dans les eaux du Mont-Dore l'existence d'un principe arsenical ; M. Thénard a spécifié la nature et précisé la dose de ce principe : ce serait de l'*arseniate soluble de soude*. Le même et fameux chimiste a trouvé que l'eau du Mont-Dore en contenait un milligramme par litre, dose atomique dans laquelle on ne doit voir que l'équivalent

d'une assertion et comme une simple attestation d'existence, mais qui ne saurait impliquer un dosage certain.

Toujours est-il que c'est à l'arseniate soluble de soude
qu'on se complait maintenant à attribuer l'efficacité bien
notoire des eaux du Mont-Dore et d'un grand nombre
d'autres eaux minérales.

Ces eaux sont stimulantes, ce qui est le propre d'un
grand nombre d'eaux minérales, surtout quand la température en est élevée; de plus, elles fortifient, elles tonifient, et c'est ainsi qu'elles parviennent à calmer les nerfs,
dont la tranquillité se proportionne à l'énergie tempérée du
cœur et des organes de la motricité. On les accuse d'être
trop fortes (trop chaudes apparemment), comme si l'on
ne pouvait pas les mitiger et les refroidir.

Nous répéterons ici que l'utilité en est certaine dans les
affections pulmonaires et respiratoires, que ne cause ou
n'escorte aucune altération quelconque du cœur ; dans
l'asthme nerveux *sans aucun emphysème ;* dans la phthisie pulmonaire à son premier degré, à son début, mais
jamais au delà de ce premier degré. On les prescrit aussi,
non sans avantage, dans les affections chroniques de la
gorge, des narines, du pharynx et de la glotte ; mais on
les conseille surtout aux enfants faibles, sujets aux rhumes et déjà sous l'influence des humeurs froides et des
strumes. C'est peut-être dans cette dernière conjoncture
que les bains et les douches du Mont-Dore sont le plus
utilement applicables.

Les *douches sur le dos et la nuque ne seraient pas
toujours sans danger* pour les malades atteints de tubercules ou disposés à une congestion pulmonaire : il pourrait en résulter des hémoptysies immodérées et péril-
leuses... Il faudra toujours en revenir et s'en tenir aux

prudents préceptes du savant docteur Michel Bertrand, le génie familier du Mont-Dore, et notre maître à tous (1).

L'inhalation des vapeurs est aujourd'hui préférée aux bains et aux douches, non-seulement au Mont-Dore, mais partout où l'on a créé des salles d'aspirations. Depuis l'invention de l'*éthérisme*, la mode et la vogue sont pour l'inhalation des eaux. On leur attribue sous cette forme, et sans doute avec justice, une grande efficacité. Mais comme toute foi a ses fanatiques, on abuse, je le crains, des aspirations thermales. Employées outre mesure et à tout propos, elles peuvent raviver et rendre fébriles des affections chroniques ; provoquer des congestions, des hémoptysies. N'abusons de rien, pas même des inhalations d'eaux thermales !

— Au Mont-Dore, la concession a succédé à la gestion, le bail à la régie. Le concessionnaire actuel est le fils de François Brosson, l'homme habile auquel Vichy a dû sa juste vogue.

— Il résulte des analyses et supputations du baron Thénard que la source de la Madeleine, au Mont-Dore, contiendrait par litre d'eau :

0. Milligr. 053 millionièmes de gramme d'arsenic ;

Ou 0. milligr. 812 millionièmes de gramme d'acide arsenique ;

Ou 0.001 milligramme 1/4 d'arséniate de soude.

---

(1) Bertrand père (Michel), aujourd'hui décédé, premier et principal auteur de la fortune du Mont-Dore, sous le préfectorat d'un homme d'une grand mérite, le baron Ramond, inaugura son inspection médicale sous le premier empire, en 1805. Son fils lui fut adjoint en 1826 Néanmoins l'un et l'autre, père et fils, furent officiellement congédiés le 10 mars 1848. On leur donna pour successeur un médecin poëte et inconnu, le docteur***. Mais la nombreuse et intelligente députation du Puy-de-Dôme ne transigea point avec l'ingratitude, et finit bientôt par faire réintégrer dans sa charge le bienfaiteur de la contrée.

Montmirail *(Vaucluse)*.

Voir *Vacqueyras*.

Néris *(Allier)*, *à* 8 *kil. de Montluçon, et* 320 *kil. de Paris.*

Une source unique alimente six puits, dont les plus connus sont le grand puits ou *puits de César*, et le *puits de la Croix*, qui sert de buvette.

Peu saline, l'eau minérale de Néris est très-chaude (de 40 à 50° c. et au delà) : cette haute thermalité paraît être le principe essentiel de ses vertus. Ailleurs, on s'évertue à chauffer l'eau minérale, tandis qu'à Néris l'embarras est de la refroidir. La source thermale débite mille mètres cubes d'eau par vingt-quatre heures. Le grand établissement de Néris, comme ceux de Luxeuil et de Bagnères, etc., est abondamment approvisionné de tout les engins hydrologiques, nécessaires à divers systèmes de douches, aux bains de vapeurs et bains russes, au massage, etc. Les piscines sont des modèles irréprochables. L'hôpital, de même, est vaste et bien tenu, habilement distribué. Rien donc ne manque aux sources de Néris, si ce n'est une efficacité spéciale.

== Toutefois, on emploie ces eaux, non sans fruit, et toujours sans inconvénient, dans les rhumatismes, les névralgies, les douleurs et dans ce qu'on nomme vaguement des *maux de nerfs*. Les bains de Néris conviennent parfaitement aux malades que, sans justice, on appelle imaginaires. Celui qui souffre, n'invente pas ses douleurs; mais son malheur est d'y penser incessamment et d'en épier sans relâche les causes et les retours, les variations infinies.

Les bains à Néris, sont administrés à une trop haute

température. Cette chaleur excessive est nuisible à des personnes susceptibles pour qui la chaleur est le bien suprême.

Le limon de la source, espèce de boue, est employé en bains partiels ou en cataplasmes. — Les habitants de Néris, en toute saison et même en santé, prennent des bains en piscines tous les samedis. C'est à cette coutume qu'on attribue la rareté pour eux des névralgies et des rhumatismes.

Neyrac *(Ardèche).*

Trois sources salines, ferrugineuses et carbonatées, dont une, extrêmement abondante, a pour destination de baigner et guérir les lépreux et les teigneux. Sa température naturelle est de 27° c., ce qui est insuffisant pour des bains. La seule qu'on ait analysée, renferme 3 grammes de sels par litre.

Mais ce qui fera beaucoup pour le renom de ces eaux, c'est la découverte récente et multiple qu'y a faite tout seul et spontanément un pharmacien de Valence, M. Mazade, de 8 principes minéraux que jamais chimiste avant lui n'avait signalés ou même soupçonnés dans aucune source minérale. Interrogateur judicieux, la nature lui a répondu; ce que son bon esprit avait conjecturé, ses expériences l'ont rendu manifeste.

Voici de quelles substances nouvelles M. Mazade a constaté la présence dans les eaux de Neyrac, bourgade entièrement inconnue, que cette découverte tirera de l'obscurité :

Cérium	Titane
Yttria	Nickel
Molybdène	Cobalt
Glucine	Zircone.

Ce n'est que pour ces quatre derniers métaux que M. Henry, agissant au nom de l'Académie de médecine, a pleinement vérifié les découvertes annoncées par M. Mazade. Il ne s'est toutefois occupé que des quatre premières substances.

== Eaux fondantes, toniques et détersives. Elles conviennent dans les maladies cutanées, en particulier contre la teigne, et les engorgements lymphatiques.

Beaucoup de choses restent à savoir sur la vertu de ces eaux d'une composition si complexe et si nouvellement connues.

Niederbronn (*Bas-Rhin*), *à 36 kil. de Strasbourg et 25 kil. de Metz.*

Eaux salines froides (17 à 18° c.), renfermant par litre environ cinq grammes d'éléments salins, surtout du sulfate et du chlorure de soude (4 grammes de chlorure), et de plus quelques traces de bromures, d'arsenic et de manganèse : très-peu de fer et peu de magnésie sulfatée (sel d'Epsom).

== Les deux sources de Niederbronn sont purgatives et passent pour *fondantes*, c'est-à-dire pour provoquer l'action absorbante des vaisseaux en stimulant les sécrétions. *Apéritives* a une signification à peu près pareille. Ouvrir les voies, les vaisseaux, c'est les disposer à résorber toute substance faisant obstacle, douleur ou danger. Ce n'est là après tout qu'un simulacre d'explication, et la médecine regorge de mots tout aussi vagues que ceux-là !

Toujours est-il que les eaux de Niederbronn sont conseillées pour des maladies chroniques du ventre, pour des engorgements et des obstructions du foie, et pour les affections scrofuleuses de toute forme. On les ordonne aussi dans les congestions de la tête, dans les arthrites chroniques et quelques rhumatismes, comme aussi pour diverses affections de l'utérus. Ce sont au reste de vrais malades qui vont à Niederbronn, puisque le médecin (le docteur Kuhn) prétend avoir reconnu 400 maladies bien distinctes sur 360 malades. C'est plus de maladies que de malades.

Ces eaux améliorent les hémorrhoïdes ou les rappellent : comme le personnage de la fable, elles semblent souffler chaud et froid. Les affections chroniques du foie requièrent peu de boissons, de rares purgations, et des bains pas trop chauds, mais prolongés. A Niederbronn, fréquemment les eaux sont prises en lavement. Et cependant, quelle altération veut-on que l'action de l'estomac fasse subir à des sels, quels changements peut-on craindre qu'il fasse éprouver à l'eau minérale prise en breuvage ? Le fait est que ces eaux passent pour fondre dans le foie tout ce qui est susceptible d'être fondu, résorbé. Mais cette puissante action ne va pas jusqu'à faire disparaître ni les tubercules du foie, ni les vers acéphalocystes, ni l'état graisseux du même organe.

Non-seulement on vient à ces eaux pour les cas où le sang se porte à la tête (congestions), mais on y voit même des apoplectiques, auxquels les eaux purgatives sont favorables, comme moyen de diversion. Et quant aux maladies de la peau, ces eaux guérissent surtout l'eczéma, éruption qui ordinairement participe de la scrofule. Enfin on y reçoit aussi des miliaires chroniques, si cela peut se dire, la miliaire ne se présentant guère que sous l'aspect aigu et fébrile. Au reste le médecin de Niederbronn, homme instruit et industrieux, paraît convaincu qu'une même eau minérale peut être efficacement opposée à tous les maux chroniques, pourvu que l'administration en soit modifiée selon les conjonctures.

On donné à Niederbronn jusqu'à 20 mille bains dans une saison, tant les sources sont abondantes. Ces 20 mille bains d'ailleurs ne requièrent tout au plus que 60 mille hectolitres d'eau minérale, quantité fort inférieure au débit pendant quatre mois de sources nombreuses. — Les bains se prennent à domicile, dans les auberges : il n'y a pas d'établissement hydrologique formant centre.

— Les chimistes s'accordent, quant à la somme de sels que cette eau renferme. Il n'en est pas de même en ce qui regarde le nombre des éléments salins, etc. ; puisque les uns n'en comptent que 11, tandis que d'autres en constatent 17.

Nossa *(Pyrénées Orientales)*.

Voir *Vinça*.

Olette *(Pyrénées Orientales) à 16 kil, de Prades, et 904 kil. de Paris.*

Les sources thermales d'Olette sont puissantes et nombreuses (26), et fournissent au delà de 70 mille litres d'eau minérale par heure. Le principal groupe de ces sources porte le nom collectif de *Saint-André*.

Ces eaux sont à la fois sulfureuses et iodurées; la température en est diversifiée d'une source à l'autre depuis 45° c. jusqu'à 78°, terme élevé où peu d'eaux sulfureuses atteignent. — Comme les plus excellentes eaux de cette classe si parfaitement étudiées par Anglada, celles d'Olette contiennent du sulfure de soude, des chlorure, bromure et iodure ayant pour base le même alcali ; des silicates, sulfates, etc.

L'établissement est au complet, et judicieusement aménagé. On y rencontre des piscines bien entendues, des bains isolés, des douches, plusieurs buvettes, des sources diversifiées formant comme un océan minéralisé et sulfuré. A raison de la proximité, ce sont les thermes les plus accessibles à la péninsule hispanique.

== Voici dans quelles maladies les eaux d'Olette sont le plus fréquemment prescrites :

Les bronchites chroniques, — les rhumatismes, — les maladies de la peau ; — les névralgies, et en particulier la sciatique ; — les paralysies non cérébrales ; — quelques maux topiques, les caries, des plaies anciennes.

— Au voisinage d'Olette, on trouve des eaux également sulfureuses et efficaces, ayant les mêmes destinations et les mêmes vertus, et qu'on connait sous le nom de *Thuez*. Les sources en sont très-thermales et très-abondantes, principalement celle du Torrent. Ce sont des eaux très-virtuelles qui n'ont pas jusqu'à présent le succès qu'elles méritent.

Orezza *(Corse), à* 40 *kil. de Calvi.*

Source d'eaux acidules et ferrugineuses fort recherchées, et que leurs propriétés rendent comparables à nos eaux de l'Auvergne, du Dauphiné et du Bourbonnais, en particulier à celles de Saint-Alban et de Condillac, et peut-être leur sont-elles préférables, pour ceux à qui il serait loisible de les prendre à la source même.

M. Poggiale les a analysées, mais à distance, en se faisant expédier des précipités au Val-de-Grâce.

Panasson *(Dordogne), à* 25 *kilomètres de Sarlat, près
du Fleuve.*

Source froide et peu saline dont on fait rarement usage
et qui vraisemblablement a peu de vertus. Mais c'est de
sa boue, c'est de son dépôt ferrugineux et salin qu'on
tire avantage et soulagement, soit pour des entorses ou
des tumeurs, soit pour des rhumatismes, des dartres, des
ulcères ou des engourdissements. On l'emploi sous forme
de cataplasmes.

On croit cette boue sulfureuse ; mais elle serait plutôt
ferrugineuse et chlorurée.

Passy *(Seine), à l'ouest de Paris, entre Chaillot et
Auteuil.*

Les 4 sources ferrugineuses sulfatées de Passy jaillissent au midi et à mi-côte de la montagne sur laquelle la
ville même est bâtie. Il y a les *sources anciennes,* aujourd'hui abandonnées comme trop faibles, et surtout
parce qu'elles sont anciennes ; elles sont remplacées par
deux sources plus nouvelles. Ces dernières sortent du
sol à environ 30 pas l'une au-dessous de l'autre, dans un
vaste escalier qu'on a bâti exprès pour elles du vivant d'un
des propriétaires, l'illustre Benjamin Delessert. La source
d'en haut est sensiblement plus faible, plus douce et moins
abondante que celle d'en bas. C'est à cette source d'en
haut que viennent puiser quelques malades de Paris. On
la nomme la *Source épurée.* — L'autre source, dont la
saveur est styptique, renferme un gramme d'oxide de fer
sulfaté par litre, et de plus une quantité considérable de
plusieurs sels alcalins ou terreux.

 L'eau de Passy, trop chargée de fer pour n'en pas

précipiter, est employée pure pour tarir des écoulements
non inflammatoires, ou pour résoudre des tumeurs indolentes, en *injections*, irrigations, immersions, apposi-
tions topiques. Mais pour l'usage intérieur on a coutume
d'épurer l'eau de la source forte ou d'en bas, en la laissant
reposer et déposer dans des fontaines de terre. « Sous-
traite ainsi à tout mouvement, et mise en contact avec
l'air dont l'oxygène rend peu à peu insoluble une portion
du sel de fer, l'eau de Passy finit par se décharger de
l'excès de ses principes et par s'affaiblir. C'est dans cet
état qu'on en fait usage dans Paris, où un certain nombre
de malades se la font apporter. Il suffit de quelques mois
de repos pour la rendre salutairement potable. Mais si
l'opération était prolongée au delà de six mois, l'eau finirait par dépouiller tous ses principes et perdrait toute
vertu. On décante enfin le liquide, ou, ce qui est plus
court, on le soutire au moyen d'un siphon. — Les eaux de
Passy ont les mêmes vertus que celles de Forges et de
Cransac, mais elles sont surtout efficaces pour ceux qui,
habitant Paris, vont pédestrement chaque matin les prendre
à la source (1). »

Pierrefonds *(dans l'Oise), au voisinage de Compiègne.*

Eaux hydrosulfatées, comparables à celles d'Enghien et
de Schinznach. Elles contiennent un principe sulfureux
suffisant, bien qu'elles ne renferment par litre que trente-
deux centigr. (0. 32 c.) de principes fixes. Cette faible
dose de sels « les complimente, » comme dit M. Louis
Lazare, attendu que les eaux dites accidentelles en contiennent des quantités bien plus grandes.

---

(1) Isidore Bourdon, *Guide aux eaux minérales*, 2ᵉ édition, page 325.

La source minérale de Pierrefonds donne en 24 heures 210 hectolitres d'eau froide (12° c.), qu'on est obligé de chauffer pour les bains.

═ Ces eaux sont employées et recommandées dans les maladies de la peau, pour les rhumatismes et les bronchites chroniques, comme aussi pour ce qu'on nomme les phthisies catarrhales, c'est-à-dire sans hémoptysie, sans tubercules et sans fièvre. — Le nouveau mode suivant lequel le docteur Sales-Girons fait respirer aux malades l'eau minérale réduite comme en *poussière* (poudroyée), a concilié à l'établissement de Pierrefonds, d'abord des imitateurs, et de plus une clientèle déjà importante et que l'avenir ne peut qu'accroître, grâce à ce médecin attentif, industrieux et zélé.

Près de la source sulfurée, on trouve à Pierrefonds une source ferrugineuse-crénatée, dans laquelle on a constaté du fer, du manganèse et un arseniate. Cette eau a les mêmes vertus que les autres eaux ferrugineuses, dont celles de Forges sont le meilleur type.

— Dans cette même contrée, à quelques lieues de Senlis, on fréquentait jadis une source alors célèbre et maintenant fort délaissée, source de nature ferrugineuse et qui portait le nom de *Verberie.*

Piétrapola *ou* **Fui Morbo** *(en Corse), à 52 kilomètres d'Ajaccio, dans la commune d'Isolaccio, lieu salubre.*

Quoique très-fréquentées, ces eaux sont peu connues quant à leur nature; mais M. Poggiale a entrepris d'en faire l'analyse bien complète. On trouve à Isolaccio 8 à 10 sources abondantes, dont la température est de 34 jusqu'à 57° c., de l'une à l'autre. Les unes passent pour sulfureuses, d'autres pour ferrugineuses.

═ On les fréquente pour des rhumatismes, des affections gastriques et cutanées, — et même pour remédier à des paralysies.

On leur attribue des propriétés calmantes et *hyposthénisantes;* ce qui signifie qu'elles ralentissent le pouls, comme toniques. Et en effet, plus on a d'énergie, plus le pouls est lent. Il paraîtrait qu'on se serait bien trouvé de l'action de ces eaux dans les affections utérines, dans l'endocartite (dont **M.** Bouilland a démontré la fréquente coïncidence avec de certains rhumatismes), et, ce qui serait plus extraordinaire, l'effet en aurait été favorable dans la myélite, ou inflammation chronique de la moelle épinière. — On trouve près des sources des bains isolés, des piscines bien distinctes pour les deux sexes, et un système de douches assez complet pour la contrée.

Plan-*de*-**Phazy** (*Hautes-Alpes*), *aux environs de la ville d'Embrun, commune de Guillestre ou de Mont-Dauphin, près la route d'Espagne.*

Ancien établissement hydrologique qu'alimentent deux sources salines thermales (de 28 à 30 c.), ayant de l'analogie avec celles de Siradan et celles d'Encausse, mais plus fortes, plus salines, puisqu'elles contiennent par litre de huit à neuf grammes de sels, et surtout du chlorure de soude comme celles de Salins. M. Tripier, connu pour sa découverte de l'arsenic dans les eaux d'Hamman, a récemment procédé à l'analyse de l'eau de Phazy et il n'y a trouvé ni iode, ni brome, ni arsenic; mais des sulfates et des bi-carbonates à bases magnésienne et calcaire, de même que de petites quantités d'oxydes de fer et de manganèse, derniers principes qui sont des premiers à s'en séparer en se précipitant, ce qui prive l'eau minérale d'une partie de ses vertus.

== Ce sont des eaux purgatives et fondantes, que les médecins du Midi prescrivent pour les humeurs froides, les coxalgies et les tumeurs blanches, ainsi que pour remedier à l'engorgement et l'atonie des viscères.

— A quelques kilomètres d'Embrun, au village de *Remollon*, on trouve plusieurs sources salines, calcaires et magnésiennes, dont l'usage peut alterner avec les précédentes.

Plombières *(Vosges), à* 12 *kilomètres de Remiremont et* 405 *kil. de Paris.*

Eaux thermales d'une extrême abondance, mais faiblement minéralisées, et pourtant d'une virtualité très-notoire.

La température des dix sources varie de l'une à l'autre, depuis 10° c. jusqu'à 70. Mais il y a à Plombières des sources chaudes, tièdes et froides, et, quant à la nature de l'eau, des sources salines, savonneuses et ferrugineuses ; diversité d'éléments et de chaleur qui permet d'étendre l'usage des eaux à de nombreuses maladies.

Toutes paraissent provenir d'une même nappe souterraine. Peu riches en principes salins, ceux qu'on y voit prédominer sont des silicates de soude, de potasse, de chaux et de magnésie. On y a de même rencontré, mais surtout dans les sources savonneuses et ferrugineuses, une sorte de savon minéral formé par un silicate alumineux. — La présence d'un arseniate de soude ou de fer y est bien manifeste, en particulier dans les trois sources des Dames, de Sainte-Catherine et du Crucifix, où l'on en a constaté jusqu'à deux milligrammes 1/2 (0.0025) par litre d'eau. La dose en est moindre dans la source ferrugineuse ou de *la Bourdeille*, eau froide qu'on n'exporte sans danger de précipitation qu'autant qu'on l'a préalablement surchargée d'acide carbonique.

On trouve à Plombières plusieurs établissements hydrologiques et plusieurs piscines collectives. La source des Dames et celle du Crucifix sont exclusivement consacrées à la buvette.

Bien qu'on ait constaté dans ces eaux célèbres jusqu'à 15 ou 16 éléments minéralisateurs, on n'a pu rendre manifeste dans aucune des sources récemment analysées, au delà de 31 centigr. (0.31°) de principes salins ou gazeux. Il y a plus, le bain impérial qui pour l'efficacité ne le cède à aucune autre source du lieu, ne renferme pas tout à fait 10 centigrammes (0.098 mill.), ou deux grains par litre d'éléments accessibles aux réactifs et pouvant être par eux divulgués. L'eau de la rivière de l'Eaugronne est presque autant minéralisée que l'eau de la piscine impériale.

On a beau se rejeter de nos jours sur l'arsenic comme principe virtuel pouvant suppléer tous les sels absents, il est à conjecturer que les eaux minérales du genre mystérieux de celles de Plombières, contiennent des éléments que la chimie n'a pas encore découverts. Quel est le chimiste ou le médecin qui, il y a 25 ans, avant que l'appareil de Marsh nous fût connu, aurait soupçonné dans ces sources le moindre atome d'arseniate? Assez fréquemment les eaux de Plombières échauffent et constipent : serait-ce encore là un des effets de l'arsenic?

Le fait suivant qui concerne les eaux de Plombières analysées par l'illustre Vauquelin, prouve combien il reste à perfectionner quant à la chimie des eaux.

N. Vauquelin, vers le commencement du siècle, constata dans les eaux de Plombières, seulement six principes fixes, formant à eux tous un modeste total de 50 centigrammes

(0.50 c.). Le chimiste de l'Académie de médecine, qui trouve aujourd'hui dans les mêmes eaux 8 à 9 principes de plus que Vauquelin, 14 à 16 où ce dernier n'en comptait que 6, n'obtient néanmoins pour trois des sources et pour quatre fontaines et bains, qu'un total de 6 à 31 centigrammes (0.06 à 31 c.) de principes fixes ou de résidus salins. Or, on peut se demander et demander au savant disciple ce que sont devenus les 19 centigrammes d'excédant que le maître, lui si exact et si véridique, trouvait aux mêmes sources, un demi-siècle plus tôt. Est-ce que les sources varient pour la composition d'une année à l'autre? est-ce que les principes salins en seraient épuisables? Ou serait-ce que la chimie moderne s'expose à *brûler* et à perdre une partie des principes toujours subsistants? Ce que personne ne voudrait admettre, c'est que Vauquelin ait pu se tromper, procéder légèrement, sans certitude ou vérité.

= Quel que soit l'agent auquel puissent être rapportées leurs vertus, toujours est-il qu'il en est peu de plus efficaces et d'aussi célèbres ; mais c'est surtout dans les gastralgies, dans la dyspepsie et généralement dans les affections gastriques, que leurs bons effets légitiment le mieux leur renom. On les prescrit encore, mais avec des avantages moins constants, dans les diathèses érysipélateuses, pour l'engorgement des viscères du ventre, pour les affections commençantes de la moelle épinière et de l'utérus, comme aussi, sans grand espoir, dans les cas d'hypochondrie. — D'abord excitantes, les eaux de Plombières deviennent bientôt sédatives ou calmantes ; elles modifient utilement le système nerveux, en particulier, les nerfs de la vie organique, qui président aux fonctions de nutrition et de conservation.

Le médecin inspecteur de Plombières affirme que les affections gastro-intestinales chroniques, les rhumatismes chroniques et les paralysies sont les maladies dans lesquelles ces eaux ont le plus de succès et le succès le plus constant.

Elles réussissent aussi très-bien, et il le dit, dans les déplacements de l'utérus, dans la métrite déjà ancienne, la leucorrhée et autres affections du sexe. Egalement, ou peu s'en faut, dans les ulcères scrofuleux, et dans quelques maladies éruptives de la peau.

On reproche à Plombières de ne pas guérir un seul malade immédiatement ; mais c'est un reproche que la plupart des eaux méritent. (Voir page 28.)

— L'hôpital qui renferme de 20 à 30 lits, reçoit par saison de 125 à 150 malades : quatre préfets ont droit à quelques admissions, celui des Vosges à trente. Les malades adressés par les préfets quels qu'ils soient, peuvent toujours être admis en payant 30 fr. pour 21 jours, ou une saison. Avec un certificat d'indigence, l'usage des eaux est entièrement gratuit, comme à Barèges.

On délivre annuellement à Plombières, au moins 30 mille bains et 25 mille douches, là plus douces qu'ailleurs. On peut consulter, dans le *Dictionnaire de la conversation*, notre article PLOMBIÈRES, et surtout l'ouvrage de M. Lhéritier.

Poudre Sulfureuse.

Sur le rapport favorable de la commission des remèdes secrets ayant pour organe l'honorable M. Robinet, séance du 28 février 1860 présidée par M. Clogent, l'académie Impériale de médecine a formellement approuvé la préparation d'une poudre au sulfure de calcium pour eau sulfureuse prise en boisson. Le rapport de M. Robinet et le procédé de préparation seront publiés dans le *Bulletin de l'Académie*, après les formalités édictées dans la loi du 3 mai 1850. A partir de cette insertion la *poudre sulfureuse* prendra rang parmi les médicaments officinaux et devra être comprise dans la rédaction ultérieure d'un nouveau *Codex*. — L'auteur de cette préparation est M. Marcellin Pouillet, ancien professeur de chimie appliquée, et frère de notre célèbre physicien, membre de l'Institut.

Avec la poudre de M. Marcellin Pouillet on composera extemporanément, *illico*, comme disent les internes des hôpitaux, au prix de quelques centimes la bouteille, une eau sulfureuse comparable à de certaines eaux sulfureuses naturelles, avec la commodité d'en pouvoir prendre de semblable le lendemain, de n'en jamais manquer, même à la campagne ou en voyage, et surtout de ne la pas voir s'altérer comme la plupart de celles des Pyrénées, qui témoignant, à leur départ, de 6 à 10 degrés de principe sulfureux, ne marquent plus à leur arrivée que de deux à quatre degrés sulfhydrométriques.

Cette invention joindra donc le mérite de l'économie à celui de l'identité du remède et de la constance de ses effets. On pourra le prendre à amples doses sans souci d'épargne, d'approvisionnement ou de conservation. On trouvera dans son secrétaire ou son bureau le remède acheté par paquets au dépôt. Ni la cave ni l'office n'en seront encombrés. A raison de son prix modique, l'eau sulfureuse deviendra accessible à toutes les fortunes, et pourra être employée dans les hôpitaux, les dispensaires, les maisons de santé, les infirmeries, et à bord des navires comme dans les casernes de l'armée, à la campagne comme à la ville, et à l'étranger comme en France.

Sans doute il vaudrait mieux aller puiser l'eau sulfureuse aux célèbres buvettes des Eaux-Bonnes ; aux sources de Pause ou de la Raillère, à Cauterets ; à celle de la Hontalade, à Saint-Sauveur, ou aller boire à Bagnères l'eau de La Bassère nouvellement puisée à la source et chauffée aux sources Théas, ou l'eau de la Reine à Luchon. Mais tout le monde ne peut pas quitter ses affaires, ses propriétés, ses travaux, sa famille, pour s'envoler tout à coup vers les Pyrénées. C'est en vue de ces personnes obligatoirement sédentaires que M. Marcellin Pouillet a composé sa poudre sulfureuse, dont chacun profitera, même les touristes quand vient l'hiver.

═ Ce remède nouveau, abordable à tous, et qu'on pourra prendre dans les mêmes conjonctures où les eaux sulfureuses sont conseillées, conviendra plus spécialement dans les maladies dartreuses, les flux chroniques et les engorgements d'espèce non inflammatoire et fébrile.

Déjà M. Marcellin a pour lui l'affirmation fort importante des médecins de l'hôpital Saint-Louis (au rang des signataires nous voudrions voir nos savants collègues M. A. Devergie et M. Gibert) ; il a de même l'assentiment du Conseil de santé de l'armée, et par-dessus tout l'approbation de l'Académie de médecine qui confère à sa poudre la consécration légale. Le succès lui est donc assuré.

— A plusieurs reprises, on avait essayé d'imiter les eaux sulfureuses, mais c'était principalement sous la forme de bains. M. Bouland père, fondateur des Néothermes, et l'association dite du Gros-Caillou, firent à ce sujet et isolément des tentatives dont le succès ne fut pas durable. Le docteur Quesneville fut plus heureux. Il inventa pour bains artificiels de Barèges une composition dont la vogue a duré longtemps. Je ne sais même si cette vogue a pris fin.

Pougues *(Nièvre), à* 16 *kil. de Nevers et à* 224 *kil. de Paris.*

A Pougues, il y a deux sources d'une eau minérale froide, eau alcaline et gazeuse dont chaque litre renferme 3 grammes de sels. Parmi ces principes, ce sont les carbonates qui prédominent. La dose du fer y est moindre qu'aux sources de Châteldon. Malheureusement il s'y rencontre plus de carbonates de chaux et de magnésie que de carbonate de soude.

— Affections calculeuses et gastriques, et scrofules sous tous les aspects ; tels sont les maux contre lesquels elles sont conseillées. C'est en développant l'action digestive, que ces eaux guérissent les humeurs froides.

Le fait est que sur 29 enfants scrofuleux que l'hôpital de Nevers avait confiés comme essai aux eaux de Pougues, il s'en est trouvé 23 qui ont obtenu guérison après une, deux ou trois saisons. On peut s'en rapporter au très-habile docteur Senelle, chirurgien de l'hôpital. Le traitement consiste pour eux en douches froides de quatre minutes, auxquelles on fait succéder chaque matin, soit un bain de dix minutes dans l'eau minérale dégourdie, soit une immersion de deux minutes dans l'eau froide (selon les conjonctures) ; après quoi viennent des frictions, le massage, et quelques verres d'eau minérale prise en breuvage, et enfin la promenade. Cette promenade elle-même est suivie d'un solide repas, composé d'aliments sains et substantiels, dont un appétit vigoureux augmente la saveur et hâte la digestion. Enfin les sucs nutritifs ne tardent pas à être assimilés et à se traduire en chaleur vitale, en coloration de bon aloi et en énergie musculaire.

On commence par livrer les jeunes malades aux seuls

bienfaits d'un air pur et de l'exercice ; et ce n'est qu'au bout de quinze jours qu'on en vient au traitement hydrologique.

A la médication minérale on a soin de joindre de fréquents purgatifs, précaution sans laquelle une alimentation succulente pourrait aboutir à quelque dangereuse phlegmasie. M.***, le médecin de Pougues, et médecin judicieux autant qu'expérimenté , purge ses scrofuleux tous les huit jours avec un *café au séné.* C'est ainsi que ce docteur guérit ces jeunes malades, sans joindre aux eaux de Pougues aucun autre auxiliaire qu'un bon régime, une prudente hygiène.

Disons toutefois que ces eaux conviennent par-dessus tout aux graveleux. Attendons à l'œuvre M. Félix Roubaud, et prédisons lui succès.

La Preste (*Pyrénées-Orientales), à* 28 *kil. de Céret, et tout près des frontières de l'Espagne.*

8 à 10 sources sulfureuses thermales jaillissent à La Preste. Plusieurs ont une température qui dépasse 40° c., et sont la plupart fort abondantes, puisqu'elles fournissent en 24 heures 300 mille litres d'eau, dont la majeure partie reste sans emploi. Cependant on a élevé près de ces sources un établissement de quelque importance où se rendent des Languedociens et des Catalans.

Cette eau a les mêmes principes que les autres sources sulfureuses de la contrée, mais dans des proportions qui ne sont point identiques. A La Preste, en effet, on rencontre moitié moins de sels qu'aux sources de Vinça ou Nossa, et un tiers moins qu'à celles de Moligt. Ainsi, tandis que Vinça contient 0.18 c. de sels sodiques, et Moligt. 0.14 c., La Preste n'en fournit par litre que 7 centigr. (0.07 c.).

Il en est de même à peu près quant aux sels de chaux et de magnésie, en sorte que les sources de La Preste, moins chargées de principes et d'une action plus douce, conviennent dans des conjonctures où celles de Moligt, de Vinça et de plusieurs seraient trop fortes, trop excitantes.

Mais l'eau de La Preste, si inférieure quant aux sels, contient les mêmes doses de silice que les sources de Moligt et de Vinça, et à peu près le double de barégine, deux principes qui en rendent le contact si onctueux. Sous le même rapport de la barégine, l'eau de La Preste a une supériorité incontestable sur les sources de Vernet et d'Amélie-les-bains ; mais les sources de Thuez, eu égard aux quantités de la barégine, sont supérieures même à celles de La Preste.

═ Au reste, et quelques différences qu'offrent leurs principes proportionnels et leurs températures, toutes ces eaux sont requises et avantageusement conseillées dans les catarrhes chroniques, les bronchites non fébriles, les phthisies commençantes et l'asthme humide, de même que dans quelques maladies de la peau, dans les gastralgies, et la carie des os courts.

On doit regretter qu'elles n'aient pas encore l'utile succès qu'elles méritent. Nous voulons parler du succès financier.

Provins *(Seine-et-Marne), à* 48 *kil. de Melun et* 88 *kil. de Paris.*

Source ferrugineuse froide, qui porte le nom de *fontaine minérale* ou de *Sainte-Croix.*

On a récemment constaté dans l'eau minérale de Provins la présence du manganèse et de l'arsenic, principes que n'y recherchèrent pas, en 1813, Vauquelin et son digne disciple M. Thénard, qui durent avant tout s'appliquer à convaincre l'opiniâtre **M.** Opoix que cette eau de Provins ne contenait point de fer à l'état de sulfate, comme en présente l'eau de Passy et celle de Cransac. Il leur fut aisé de prouver qu'elle ne contient que du fer oxydé, à la dose de 7 centigrammes (0.07 c.) par litre, ce qui est une dose peut-être trop élevée dans beaucoup de conjonctures.

═ L'eau de Provins signale surtout son efficacité dans la chlorose (les pâles couleurs), et dans les dyspepsies, c'est-à-dire pour les lenteurs et la difficulté des digestions. Au lieu de nous appliquer très-sérieusement à la cure des maux connus, nous prenons plaisir à augmenter le nombre des maladies. C'est ainsi que nous comptons comme telles, sous le nom de dyspepsies, ce qui n'est en réalité qu'un symptôme ou un incident de maladie.

L'eau minérale de Provins ne mérite ni tout le bien qu'on a pensé d'elle, ni l'indifférence qu'on lui témoigne aujourd'hui. Il est certain, par exemple, qu'elle calme et ralentit les mouvements nerveux du cœur, surtout chez les enfants. Elle confère à l'organisme un certain degré d'énergie.

Pullna *(Bohême)*.

L'eau minérale de Pullna est froide et saline comme celles de Sedlitz, de Seidschutz, d'Heilbrunn et de Friedrichshall, mais plus chargée de sels et plus purgative qu'aucune d'elles. Cette eau fut de mode il y a 30 ou 35 ans, époque où elle fut analysée et appréciée par l'Académie de médecine, et admise à l'importation par le gouvernement. On la trouvait alors composée d'environ 50 grammes de sels par litre (environ 1,000 grains ou 14 gros); tandis qu'on lui reconnaît aujourd'hui au delà de 60 grammes de principes salins, ou environ deux onces au litre :

Magnésie sulfatée (sel d'Epsom). . . . . 32 g. 70 c.
Soude   —   (sel de Glauber). . . . 22   «
—   chlorurée (sel marin). 3   «
Carbonates et quelques autres sels.. . . 4   «

                                 Total. . 61 70

L'eau de *Sedlitz*, qui ne contient presque que du sel d'Epsom, moins cependant que l'eau amère de Birmensdorff,

n'est comptée que pour.. . . . . . . 33 g.   c.
celle de Seidschutz, pour. 21   »
celle d'Heilbrunn,   — . . . . 4 70   »

D'où il résulte que l'eau de Pullna est près de deux fois plus forte et plus saline que l'eau de Sedlitz, trois fois plus que l'eau de Seidschutz, et 15 fois plus que celle d'Heilbrunn. Elle est plus forte aussi que celle de Friedrichshall (dont nous ignorons les doses précises). Mais elle ne renferme ni iodure, ni bromure, comme les deux dernières ; et n'est point gazeuse, comme celle de Sedlitz.

= L'eau de Pullna est le purgatif par excellence, ce dont elle est surtout redevable aux grandes quantités de sulfate de soude qu'elle renferme, sel qui d'ailleurs n'est pas amer comme le sulfate de magnésie. Mais il manque à l'eau de Pullna d'être gazeuse et facile à prendre comme l'eau de Sedlitz, et de ne pouvoir combattre les scrofules comme les eaux d'Heilbrunn et de Friedrichshall, précisément par ce que l'iode y fait défaut.

Quelque salée qu'elle soit, il est des personnes pour lesquelles une addition de sels est indispensable, et pour qui, d'avance, on en fixe la dose. L'essentiel est que l'eau préférée soit *naturelle.* On peut la rendre gazeuse.

Puzzichello *(Corse), à* 64 *kil. d'Ajaccio.*

Deux sources minérales presque froides (17° c.), qui passent pour sulfureuses, opinion que la contrée d'où elles jaillissent rend vraisemblable. Elles ne contiennent guère que des sels à base calcaire ou magnésienne, en sorte que, fussent-elles réellement sulfureuses, elles ne figureraient toujours qu'au rang des sulfureuses de second ordre. La fétidité en est repoussante, ce qui n'est pas le caractère familier des sulfureuses véritables. Un litre de cette eau minérale ne fournit que 80 et quelques centigr. de principes fixes.

Les eaux de Puzzichello, vantées par Ad. Blanqui, après son excursion en Corse, avaient antérieurement reçu les éloges de M. Pantalacci-Vivario, médecin qui le premier les fit connaître. Comme le regrettable et célèbre économiste, le docteur Pantalacci n'est plus de ce monde.

= Il paraîtrait que ces eaux excellent par-dessus tout pour la cicatrisation des ulcères, quel qu'en soit le siége.

Ravelès *(Cantal), à près de* 26 *kilomètres de Saint-Flour.*

Voir *Sainte-Marie-du-Cantal.*

Rennes *(Aude), à* 20 *kilomètres de Limoux.*

Cinq sources minérales, deux froides, trois thermales. Ces eaux sont faibles, peu chargées de principes minéralisants. La rivière de Salz, qui coule dans leur voisinage, contient quatre fois plus qu'elles d'éléments salins (près de 5 grammes par litre). On trouve des atomes de fer dans plusieurs; une d'elles sent le soufre, mais sans conséquences, malgré le savoir du docteur Cazaintre.

═ On conseille ces eaux pour quelques éruptions chroniques. Les thermales ont soulagé quelques rhumatismes, comme toute source chaude eût pu faire.

— Outre les sources encore peu connues d'*Escouloubre* (voir *Carcanières*), on trouve dans cette contrée deux sources tièdes, nommées de *Campagne*, dont les eaux abondantes et ferrugineuses, mais peu salines et imparfaitement connues, sont peu utilisées. On y a toutefois reconnu du fer, des chlorures, du manganèse et un peu d'arsenic, ce qui doit leur conférer quelques vertus. Le fait est qu'on les croit fondantes, et qu'elles sont purgatives, quand on en élève la dose.

Rieumajou *(Hérault), près de la petite ville de la Salvetat.*

. Eau acidule carbonatée, légèrement ferrugineuse, dans laquelle M. Henry a trouvé jusqu'à cinq carbonates, le fer carbonaté compris, et en totalité 1.65 c. de principes fixes, et deux tiers ou moitié volume d'acide carbonique libre. MM. Mialhe et Figuier, qui ont procédé à cette même analyse, ont trouvé 165 milligr. de surcroît, et particulièrement, 72 milligr. en plus de carbonate de soude.

═ Cette eau acidule et alcaline a plus de valeur à Montpellier qu'elle n'en aurait au centre de la France, où abondent des eaux de cette espèce et d'une virtualité bien autrement prononcée. On peut l'utiliser dans les affections de l'estomac et dans quelques maladies des femmes : dyspepsie, chlorose, leucorrhées.

Rieumajou est déjà pourvu d'un établissement.

La Roche Posay *(Vienne), à 15 kilomètres de Chatellerault.*

Eaux sulfatées froides, contenant peu de sels. On a

11.

prétendu que les sources de **La Roche Posay** (qui sont au nombre de 13) étaient sulfureuses ; mais cette prétention est restée sans conséquences, comme elle était sans preuves.

On a de même affirmé qu'elles ne gelaient jamais, ce qui déposerait en faveur, soit de leur thermalité, soit de leur haute minéralisation : conjectures démenties par les faits.

═ Ces eaux ont été conseillées, dans la contrée où elles sourdent, dans quelques maladies de la peau, par exemple, dans le mal saint-main, comme aussi dans quelques maux topiques ; c'est de la sorte et pour de pareilles affections que les boues furent jadis employées. — Un médecin de Louis XIII les mit un moment à la mode ; mais on ignore absolument pour quels maux il les conseillait, et si quelques malades eurent à se louer de leur emploi.

Rome *(Eaux des environs de).*

Un officier de santé français, attaché depuis deux ou trois ans à l'armée d'occupation d'Italie, **M.** Commaille, a bien voulu nous adresser les notes qui suivent sur les eaux minérales les plus voisines de la ville éternelle.

«... Les eaux minérales sont très-abondantes en Italie, et l'on comprend qu'il en devait être ainsi d'une contrée dont le sol porte partout les traces manifestes d'éruptions volcaniques anciennes et modernes. Je vous donnerai donc, cher maître, des notices sur les eaux des environs de Rome : sur l'eau *Acetosa*, l'eau *Santa*, et l'eau *Albule*. Je terminerai par une note fort incomplète sur les eaux de Viterbe, où sont envoyés chaque année les malades de la division française à Rome. Je me bornerai à vous en indiquer d'autres si j'en ai le temps. Mais vous trouverez

de plus amples renseignements dans le travail hydrologique que nous venons d'adresser, M. Lambert et moi, au
Conseil de santé de l'armée, à Paris.

« L'ACQUA ACETOSA

« Se trouve à environ deux milles (1) de Rome, vers le
nord, en sortant par la porte du Peuple, et tout à fait sur
les bords du Tibre, au confluent de l'Anio, au pied des
monts Parioli. — Cette eau est de l'espèce des acidules
bicarbonatées calcaires. Aucun établissement n'est près de
la source. On ne voit là qu'un mur élevé, portant de nombreuses inscriptions peu lisibles en l'honneur des Papes ;
l'eau sort de ce mur par trois petits conduits. C'est là que
des marchands en assez grand nombre, accompagnés de
petites charrettes traînées par de maigres ânes, viennent
puiser l'eau pour la porter en ville, dans des bouteilles
très-minces connues sous le nom de *Fiaschi*, vases fra-
giles qu'on briserait si l'on essayait de les boucher autrement qu'avec une feuille de papier roulée en cornet. On
ne boit de cette eau aigrelette qu'en été, mais alors le
débit en est très-considérable dans la population de Rome.
C'est à peu près l'équivalent des eaux de Condillac et de
Saint-Galmier, cette boisson si prisée à Lyon. — Il y a
une différence marquée entre l'eau des trois veines ou des
trois conduits. Celle du Milieu, qui est la plus gazeuse, est
la seule dont on fasse usage. Heureusement elle est la
plus abondante, fournissant toutes les 24 heures environ
3,600 litres d'eau. Les deux veines latérales en fourni-
raient à peine les deux tiers, 2,380 litres.

« L'Acqua-Acetosa est très-limpide, pas tout à fait

____

(1) Un *mille* à Rome est de 1,481 mètres (presque un kilom. et 1/2).

froide (16° c.), et elle renferme par litre 0.65 centil. de gaz acide carbonique libre, et 3.25 c. de matériaux fixes : bicarbonates de chaux, de soude et de magnésie, de chaux principalement, de lithine, de manganèse et de fer; des chlorures, des sulfates, des silicates, de la silice, de l'alumine, etc., et 0.10 centil. d'air très-oxygéné. Dans le dépôt, nous avons trouvé des traces de cobalt; et dans l'eau même, des traces d'iode et de brôme. Cette eau a été analysée en 1820, par M. Monsel, et enfin, l'an dernier, par M. Lambert et par moi. — Il ne paraît pas probable que cette source ait été connue des anciens Romains. Au moins est-il certain que les premiers travaux de captage ont été exécutés par les ordres du pape Paul V (Cam. Borghèse), dans les premières années du XVII° siècle. »

« L'ACQUA SANTA

« Est sur la voie Appienne nouvelle, à environ trois milles de Rome, dans la direction du sud; elle doit être rangée, comme la précédente, dans les eaux bicarbonatées calcaires. Elle non plus ne paraît pas avoir été connue dans l'antiquité. Le propriétaire actuel de cette source a fait construire près d'elle une maison et un pavillon dans lequel on vient de Rome boire l'eau qui sort par deux griffons; elle tombe dans un petit bassin, coule dans un autre qui est ellyptique et couvert d'une toile, espèce de tente, qui permet d'y administrer décemment des bains. Cette eau a des dépôts nombreux dans Rome, où elle n'obtient pas la même vogue que l'Acqua Acetosa. Mais dans l'été une voiture-omnibus conduit à sa source même des buveurs et des baigneurs.

« Analysée en 1820 par Morichini, l'Acqua-Santa l'a été de nouveau en 1859 par M. Lambert et par moi. Nous

y avons trouvé : 1° 38 centil. par litre de gaz acide
carbonique libre ; 2° des bicarbonates de chaux, de soude,
de magnésie, et de fer ; 3° des chlorures de calcium et de
sodium (des traces), des sulfates de chaux et de magnésie,
et une quantité notable de silicate de soude, et de plus
0.15 à 16 centil. d'air oxygéné. Le total des matériaux
fixes ne dépassait pas 0.65 cent., ce qui caractérise une
eau médiocre, surtout quand ce sont les sels calcaires qui
prédominent sur les alcalins.

« LES EAUX ALBULES (*aquæ Albulæ* des anciens...)

« Elles portent encore le nom d'eaux *sulfureuses de la
Solfatara* ou des *Iles flottantes*, jaillissent à 12 milles de
Rome et à 2 milles de Tivoli. Ce sont des eaux vraiment
sulfureuses dont la source forme un lac ayant 800 mètres
de circonférence et 52 mètres de profondeur. Deux lacs
plus petits, portant les noms, l'un de *lac des Colonnes*,
l'autre, de *lac Saint-Jean*, versent l'un et l'autre leurs
eaux dans le grand. Cette énorme masse d'un liquide
bleuâtre exhale dans l'atmosphère des torrents d'hydrogène sulfuré. Pour empêcher que ces eaux ne se répandis-
sent dans la campagne de Rome, le cardinal Hippolyte
d'Est fit creuser à ses frais le canal qui les conduit dans
l'Anio. C'est comme une rivière dont le débit serait considérable. Je crois bien que les eaux Albules sont les sulfureuses les plus abondantes qu'il y ait en Europe. Les anciens Romains connaissaient ces magnifiques eaux minérales, et ce fut expressément pour elles qu'Agrippa fit
construire de très-beaux thermes, dont on voit encore
des restes imposants, en particulier des colonnes de marbre, des parquets en mosaïques, etc. Malheureusement
l'emplacement même est fort insalubre.

« L'établissement thermal d'aujourd'hui est éloigné de la source d'environ un quart de mille. Il est assis sur le canal même que fit construire avec solidité le cardinal d'Est. Il se compose de barraques assez bien installées. On prend les bains à cet endroit de l'Anio où les eaux du lac se déversent. Il y a des cases isolées par des cloisons, et que des toitures abritent. Une voiture fait le service de Tivoli aux bains. La température des eaux est naturellement de 23° c., ce qui est suffisant pendant l'été, puisqu'il est rare que l'eau de mer et ses bains atteignent à cette température.

« Ces eaux dégagent des gaz abondants que nous avons analysés. Nous avons trouvé que cent parties de ces gaz donnent :

Acide sulfhydrique	1	65
Acide carbonique	64	86
Azote.	30	72
Oxygène. . . . . . :	2	77
	100	00

« Les eaux contiennent près de trois grammes (2.91 c.) de sels fixes qui se composent de près de 18 cent. de sulfure calcique (0.179 mill.), de 1.38 c. de bicarbonate calcaire. On y trouve en outre près de 5 centil. d'acide sulfhydrique libre, ainsi que des traces de brôme, d'iode et de fer.

== Les eaux Albules jouissent à Rome d'un très-grand renom. On en fait usage dans les affections pulmonaires. C'est pour Rome l'équivalent de nos Eaux-Bonnes, à quelque différence près, à l'avantage de celles-ci.

« EAUX DE VITERBO.

« Viterbo, ville située au nord de Rome, dont elle est

éloignée de 78 kilomètres, route de Florence à Rome. Elle est bâtie au pied d'un volcan éteint, le Monte-Cimino. A 4 kilomètres de la ville, à l'ouest, on trouve cinq sources thermales célèbres, dont trois sont sulfureuses, une ferrugineuse et l'autre saline magnésienne. Les sulfureuses, dont la température est de 58° c., sont analogues à celles de la Savoie, Challes et Aix. La principale, la plus abondante de ces sources, qui débite à la fois sans interruption un demi-mètre cube d'eau, est la source *Bullicame;* elle est fort connue à cause de sa puissance qui rappelle la source du Loiret. Il en a été fait mention par Dante « *Quale del Bullicame*, etc., » chant xive de l'*Enfer*. « On la trouve, dit le docteur Monsel, dans un petit vallon au fond duquel coule le ruisseau le Faullo, dont l'eau n'est point potable. A 600 mètres au-dessous du Bullicame sont deux autres sources sulfureuses, analogues à la grande. L'une d'elles, nommée *Crociata*, alimente seule les bains de l'établissement. » Des ruines voisines du Bullicame prouvent que cette source était jadis utilisée médicalement. Il n'en est pas ainsi aujourd'hui : elle ne sert plus que comme routoir. On lui croyait 63° de température ; mais elle et la Crociata n'en ont que 58. — La source ferrugineuse, thermale aussi (45° c.), malgré sa nature, et nommée l'*Acqua Rossa*, ou source de *la Grotte*, est employée en bains et comme breuvage. On la boit dans les temps chauds en guise d'eau de Seltz ou de Sultzmatt. La source saline ou magnésienne, située plus loin, est peu employée. Cependant elle a 32° c. de chaleur. — On recueille aux sources de Viterbo des *boues* sulfureuses et arsenicales (0.14 c. d'arsenic par 100 grammes de boues), dont on fait grand usage dans les hôpitaux de Rome.

« Les malades de l'armée d'occupation, je le répète, sont

envoyés chaque année aux thermes de Viterbo, aux mois de juillet et d'août.

« M. Poggiale et M. Gaultier de Claubry ont savamment parlé des eaux de Viterbo, qu'ils ont analysées, en revisant les essais de M. Monsel (*Bulletin de l'Acad.*, tome XVIII).

« Les sources sulfureuses de Viterbo contiennent par litre près de trois grammes de principes solubles (2.89 c.), savoir : gaz carbonique et sulfhydrique, carbonate et sulfate de chaux et de magnésie, chlorure de chaux et de magnésie, iodure et bromure de sodium, carbonate de fer, chlorure de calcium, matière organique, alumine et silice, en tout 15 à 16 principes différents. Considérable est la proportion de l'iodure, puisqu'elle est de 0.013 millig. par litre d'eau (Poggiale). La source ferrugineuse renferme les mêmes éléments et dans des proportions presque identiques (2.75 c.). Il s'y joint en plus des quantités sensibles d'arsenic.

« — Quant aux vertus de ces eaux, on emploie à Rome *l'eau de Viterbe* dans les mêmes cas où l'on userait en France des eaux de Barèges , de Cauterets, d'Aix ou de Luchon.

« L'*Acqua Acetosa* joue à Rome le même rôle que les eaux gazeuses à Lyon et à Paris. Les personnes qui se plaignent de l'estomac en boivent à flots, au risque d'agraver les maux dont elle est le remède.

« L'*Acqua Santa*, peu agissante, ou du moins très-lente dans son action, se prend dans les maladies herpétiques; on la conseille aussi pour les reliquats apparents d'une affection plus redoutée, plus commune et plus profonde.

« Excellente eau sulfureuse, l'*acqua Albule* est renommée pour ses bons effets dans les faiblesses et les maux de poitrine, pourvu qu'il n'y ait ni fièvre du soir, ni tubercules. Elle est aussi fort employée pour les dartres , les douleurs et les engorgements de toute sorte. Le malheur est que cette source coule dans une contrée peu salubre. »

Roucasblanc (*Bouches-du-Rhône*), *à Marseille même, à l'extrémité du Prado.*

Eau saline, dont la source abondante fut découverte en 1850. Faiblement thermale (22° c.) , cette eau contient par litre 0. 25 c. d'iode et brôme, et jusqu'à 23 grammes de chlorures dont le seul chlorure de soude (sel marin) compte pour 20 grammes. On y trouve encore, indépendamment des chlorures, environ 2 gr. 1/2 de bicarbonates, sulfates et phosphates terreux , ce qui donne par litre un énorme total de 26 grammes de principes salins, composition qui confère à cette source une puissante efficacité, en même temps qu'elle témoigne de sa communication avec la mer.

⸺ Cette eau convient essentiellement dans les affections scrofuleuses, dans l'anhémie et la faiblesse originelle ou acquise , de même que dans l'instabilité nerveuse. Elle ne peut être comparée qu'à l'eau de mer ou à l'eau de Salins, quant aux vertus. En la chauffant, on en compose des bains.

— Tout près de Marseille, jaillit une autre source tout à fait froide, et dont la nature n'est pas connue, ce qui a laissé aux intéressés la liberté de la déclarer sulfureuse. Cette source est nommée *Camoins ;* il en est fait emploi en bains et comme breuvage.

Rouzat *(Puy-de-Dôme), à peu de distance de Riom.*

La source thermale, alcaline et gazeuse de Rouzat, fut découverte ou plutôt retrouvée, il y a 16 ans, par le comte de Lauzanne ; mais les Romains n'en avaient ignoré ni l'existence, ni les vertus, ce dont témoignent suffisamment les débris subsistants d'anciennes piscines. — La source naturelle, qui fournit environ 300 mille litres toutes les 24 heures, a une température de 30° c.

L'acide carbonique s'unit à l'eau dans la proportion notable d'un demi-volume, et chaque litre contient environ trois grammes de sels, entre lesquels prédominent les carbonates et sulfates de soude. On y trouve aussi de petites quantités de fer et d'iodure. — Doses des sels à part, l'eau minérale de Rouzat a de l'analogie avec celles de Saint-Nectaire, de Bourboule et même de Cusset et de Vichy. Mais aucune des eaux que nous citons ne renferme les mêmes quantités d'acide carbonique.

═ Elle convient dans les mêmes conjonctures que celles de Vic-sur-Cère et de Vichy.

— Dans cette même contrée de l'Auvergne si riche en eaux minérales, on trouve les eaux bicarbonatées.

1° *De Chambon,* dont les eaux peu abondantes ne sont autorisées que pour boisson.

2° *De Vic-le-Comte,* dont deux des 22 sources bicarbonatées sont connues sous les noms de *Sainte-Marguerite* et *du Tambour.*

3° La source très-minéralisée et très-gazeuse des *Roches* ou de *Beaurepaire* et celle de *Jaude,* qui, comme l'ancienne source de *Saint-Mart,* font partie maintenant du nouvel établissement de Royat.

4º Les deux sources froides et peu fréquentées de *Saint-Myon*.

5º La source plus ferrugineuse qu'alcaline de *Chabetout*, source abondante contenant du manganèse et de l'arsenic, et dont la découverte date de 1852.

6º La source plus faible de *Grandrif*, découverte en 1834.

7º Les 3 sources très-chargées, mais trop calcaires de *Médague*, qui ont la propriété non constante de couper les fièvres intermittentes de cause paludéenne.

Toutes ces eaux ont les mêmes propriétés que celles de Saint-Nectaire et de Vic-sur-Cère.

Royat *(Puy-de-Dôme), vallée de Tiretaine, commune de Royat et Chamalières, à 2 kil. de Clermont.*

Les eaux alcalines de Royat étaient connues ou plutôt méconnues sous le nom de *Saint-Mart*, à raison du fer qu'elles renferment et dont on s'était fort exagéré la dose. La présence et l'heureuse immixtion du docteur Nivet a changé le nom et la fortune des sources de Royat, et de toute manière légitimement donné à cet établissement thermal une importance qu'il n'avait jamais eue, et qu'il doit tout entière à ce médecin.

A Royat et à Chamalières on compte en totalité 7 sources, dont quatre sont anciennement connues, et sur les 7, cinq seulement sont utilisées.

La température en est fort différente. La source des Roches a 19º 5 c. ; — la source Saint-Mart, 31º c.; — les bains de César, 32º; — la Buvette, 34º, — et la Grande Source, 35º c. Toutes ces sources réunies fournissent en 24 heures environ 460 mille litres d'eau.

Chaque litre d'eau renferme de 3 à 6 grammes d'éléments

essentiels, gaz compris, mêmes principes à peu près qu'aux sources de Châtel-Guyon et à plusieurs autres eaux de cette contrée, si riche en sources minérales d'une grande analogie. A Royat, comme à Châtel-Guyon, ce sont les sels sodiques qui prévalent, mais l'acide carbonique s'y rencontre en de bien moindres proportions. Une compensation précieuse pour Royat, c'est de renfermer une quantité notable de bi-carbonate de soude (de 0. 80 c. à 1. 20 c.). On y trouve également un peu d'arsenic, de l'iodo-bromure de soude et même du manganèse.

== Les sources de Royat ont les mêmes propriétés que celles de Châteldon et de Châtel-Guyon, en même temps que plusieurs des avantages des sources du Mont-Dore, moins chargées qu'elles de sels alcalins. — L'extrême abondance de la grande source de Royat permet de laisser couler l'eau dans la baignoire pendant toute la durée du bain, ce qui a pour inestimable utilité de conserver à ce bain une température uniforme, et à l'eau, non-seulement sa pureté native, mais l'intégralité de ses éléments, salins et gazeux. L'eau minérale de Royat est d'ailleurs assez alcaline pour altérer l'acidité normale des urines, les sels de soude dont elle est saturée s'évadant sans retard par les reins et se mêlant aux urines au point de les rendre subitement alcalines.

L'établissement thermal de Royat est amplement organisé et au grand complet. On y trouve des bains confortables, des piscines, des douches, des bains de vapeurs, et même des salles d'aspiration. On peut y prendre des bains secs d'acide carbonique, comme à Nauheim et Kreusnach, et d'après les procédés auxquels nous a initiés le très-compétent docteur Herpin, l'homme de France qui connaît le mieux les eaux étrangères, ce qui n'a pas dissuadé M. Herpin de Metz d'étudier consciencieusement nos eaux françaises. C'est un maître que M. Herpin, et surtout en hydrologie.

— Les eaux de Royat conviennent dans les maladies chroniques qui appellent l'excitation. On les prescrit dans les cas d'atonie, de scrofule et de rachitisme, ainsi que dans les gravelles uriques et certaines gastralgies. Comme Royat est en réputation, il s'y rend çà et là quelques malades auxquels M. Nivet est forcé, par prudence et conscience, de refuser l'accès de ses eaux.

On traite encore à Royat des rhumatismes et des catarrhes pulmonaires; mais point de phthisies, maladie dans laquelle les eaux alcalines et gazeuses sont souvent funestes.

Le seul inconvénient des sources de Royat, c'est l'infiltration et l'immixtion des eaux douces. Le captage n'en est pas assez parfait.

Sail-sous-Couzan *(Loire)*, *à* 40 *kil.* 1/2 *de Roanne.*

Eaux acidules et agréables, qui renferment de faibles quantités de chlorures, de silicates et de bicarbonates, mais de l'acide carbonique en de notables proportions. Elles ont cela de remarquable qu'on y trouve du manganèse, de la strontiane et du fer, de même que des sels où la potasse fait concurrence à la soude. Peut-être est-ce à raison de cette particularité (1), qu'on les a conseillées dans les dépôts laiteux. Le fait est qu'on éloigne des sources en question les brebis et les vaches laitières, par ce qu'on croit avoir constaté que ces animaux ont moins de lait lorsqu'ils s'abreuvent aux sources de Sail.

(1) On prescrit en effet assez fréquemment aux nourrices, au moment du sevrage, du sel de duobus ou sulfate de potasse.

= On conseille ces eaux, assez comparables à celles de Saint-Galmier, dans la gravelle et les gastralgies, de même que dans les engorgements des viscères du ventre, ce qu'on nomme obstructions. Elles ont montré quelque efficacité dans certaines affections du foie.

On peut réunir aux sources de Sail quelques autres eaux de la même contrée, et particulièrement les sources de *Renaison,* eaux gazeuses et bicarbonatées calcaires, comme celles de Saint-Alban et de Condillac, plus connues qu'elles. Cette eau de Renaison est une boisson plutôt agréable et hygiénique que médicinale, contenant peu de fer (0.005) et peu de sels (1.50 par litre), seulement des traces de manganèse et d'arsenic, et près d'un demi-volume d'acide carbonique, le seul élément qui lui donne caractère. Cette eau réveille l'appétit et peut être opposée à la dyspepsie.

Là se placent également les eaux simplement salines et très-faibles de la ville de *Roanne,* dont la richesse hydrologique de la contrée dissuade de faire le moindre usage, ce qui ne veut pas dire qu'elles soient sans vertus.

Sail-les-Bains, *ou* Lez-Château-Morand *(Loire),* à 30 *kil. de Roanne.*

L'eau de Sail, qui provient de cinq sources (sans compter la source ferrée ou de Belleti), est une eau alcaline dans laquelle le chimiste de l'Académie a trouvé du nitrate de manganèse, ce qui est une nouveauté chimique. — Chaque litre ne renferme, à l'exception d'une source qui est plus forte, qu'un demi-gramme de sels, chlorures et bicarbonates; et la température de la source la plus thermale n'excède pas 34° c. Trois des sources ont une saveur assez agréable (l'eau est alcaline et gazeuse). Deux autres sources, une surtout, ont paru sulfureuses par leur composition et par l'odeur. La 6ᵉ est à la fois ferrugineuse et iodurée, et porte le nom du médecin inspecteur, homme en effet d'assez de mérite pour prêter son patronage à un remède efficace.

— Les maladies de la peau et des reins, les eczéma et la gravelle, ont plus d'une fois reçu du soulagement aux sources de Sail, avec le soin d'assortir la source choisie à la nature du mal qu'on veut guérir ou amender. On les conseille aussi, non sans avantage, dans les gastralgies et la dyspepsie.

Exploitées jadis par les Romains, ainsi que l'attestent des ruines subsistantes, les eaux de Sail appartiennent aujourd'hui à un grand propriétaire qui s'efforce d'en faire revivre la réputation, et qui en restaure l'établissement.

La source de Sail la plus connue porte le nom de D'Urfé, en mémoire de l'auteur du fameux roman de l'*Astrée* qui avait rompu avec l'ordre de Malte pour épouser Diane de Château-Morand, et qui s'en repentit. Cette source a disparu dernièrement, mais on a lieu d'espérer que M. François la fera reparaître plus chaude et plus abondante, ce qui est arrivé plus d'une fois à cet ingénieur.

Pour les qualités physiques comme pour les vertus, on a pu comparer les sources de Sail-sur-Loire avec celles d'Evaux (dans la Creuse).

Il y a à Sail des piscines très-convenables et toutes prêtes, qui attendent la foule. Mais cette foule leur préfère d'autres eaux qui toutes ne valent pas celles de Sail, et dont le principal attrait est de manquer d'eau minérale.

Saint-Alban (*Loire*), à 14 *kil. de Roanne.*

Deux sources d'eaux alcalines froides dont le propriétaire tient moins au nombre qu'au choix des malades. —

Dans ces eaux bicarbonatées, c'est le bicarbonate sodique qui prévaut, et la proportion du fer s'y trouve 4 à 5 fois plus forte que dans la plupart des eaux alcalines, ce qui n'est pas un aussi grand avantage qu'on paraît le croire.

═ Les eaux de Saint-Alban activent les fonctions digestives, réhabilitent les forces et remédient aux flux chroniques, notamment aux flueurs blanches. On les a vues guérir le prurigo, et autres éruptions que signale un prurit tourmentant. Elles resserrent et tonifient les tissus, et conviennent dans la plupart des engorgements qui participent de la scrofule. Elles poussent aux hémorrhagies et régularisent ou rappellent les mois. Il n'est pas rare qu'elles coupent des accès de fièvre, et la quinine trouve en elles un auxiliaire ou même un suppléant. Mais ces eaux calment et pallient les dartres plutôt qu'elles ne les guérissent. Les névralgies en tirent peu de secours.

Les affections digestives, qu'on y prenne garde, réclament plutôt des bains que de grandes doses d'eau en boisson.

C'est l'inverse dans les maladies de la peau; chose qu'il est d'autant plus essentiel de dire, qu'on serait généralement disposé à penser le contraire.

Saint-Alyre *(Puy-de-Dôme)*, à *Clermont-Ferrand.*

Dans le quartier de Clermont qu'on appelle *Saint-Alyre*, on rencontre deux sources incrustantes, la grande et la petite, d'où jaillissent par minute 87 litres d'eau, ou un peu plus de 125 mille litres en 24 heures. Chaque litre renferme environ 3/4 de volume d'acide carbonique, et de plus 4 gr. 64 c. de carbonates, sulfate, crénate et chlorure ayant pour bases la chaux, la soude, la potasse, la magnésie, le fer, le manganèse, etc., mais la chaux principalement; la chaux toujours prédomine, et de beaucoup. La deuxième place est pour le chlorure de soude, la première étant sans contestation pour la chaux carbonatée.— Or, dans cette eau un peu tiède (24° c. de chaleur), dans ce liquide chargé d'acide carbonique, les sels sont tous dissous au moment de l'émergence (émission ou sortie de l'eau) : mais bientôt la dispersion du gaz et le prompt refroidissement du liquide rendent insolubles et précipitables, à raison de deux grammes et demi par litre d'eau, les sels que cette eau contenait, et plus qu'aucun autre le carbonate calcaire, celui de tous auquel le concours dissolvant de l'acide carbonique est le plus indispensable. Donc il s'en précipite et s'en concrète au delà de 181 grammes par minute, c'est-à-dire, 260 kil. 640 grammes dans un jour de 24 heures, ou plus de 9 millions et demi de kilos par siècle. C'est à ces sels devenus insolubles, puisés dans les profondeurs du sol et concrétés à sa surface, que les eaux comme celles de Saint-Alyre et de Saint-Nectaire doivent le don de reproduire la forme des objets qu'on y fait immerger, de même que le pouvoir d'engendrer ces masses calcaires, ces pétrifications, ces murailles, pyramides et colonnes comme on voit à Saint-Alyre, à Carlsbad, à Hamman-Mez-Khoutine, à Châtel-Guyon, à Royat.

= Quoique passablement sodiques et carboniques, les eaux de Saint-Alyre ne sont d'aucun usage en médecine. Il en serait sans doute autrement, si la contrée n'abondait pas en sources diverses qui n'ont pas, comme celles-ci, un objet tout industriel et lucratif, *l'incrustation.*

Saint-Amand *(Nord)*, 12 *kil. de Valenciennes, et environ* 224 *kil. de Paris, à 28 kil. de Lille.*

Les sources sont à 4 kilomètres de Saint-Amand. Ces

eaux minérales sont à peine tièdes, (de 20 à 22° c.) ;
elles coulent de 4 sources, et, quelle qu'en soit l'odeur,
elles sont aussi salines que sulfureuses. Leur dépôt fort
abondant compose des bains à demi liquides dont la médecine use plus fréquemment que des eaux. On ne trouve
aux sources de Saint-Amand que quelques baignoires à
bains ; tandis qu'on y a construit et organisé 66 cases ou
cellules uniquement consacrées à l'emploi des *boues* et
offrant le facile moyen de s'y plonger. Ces cellules sont
en partie creusées dans le sol, et disposées sur trois zones
concentriques de 22 cases.

Chaque malade, tant que dure la cure, a sa case distincte qui ne sert qu'à lui jusqu'à son départ. Sorti des
boues, c'est une nécessité pour chaque immergé de se jeter
dans un bain chaud pour se nettoyer. Ces boues n'étant que
tièdes tout au plus, quand on les étudie à l'état naturel,
on a dû recourir à d'habiles procédés pour en élever la
température à 28° c. et jusqu'à 32. C'est à quoi on est
parvenu au moyen de tuyaux de fonte que remplit un sable
très-chaud.

= On ne rencontre guère aux sources de Saint-Amand
que des malades affectés de rhumatismes, de tumeurs
blanches, d'anciennes entorses, de paralysies non cérébrales, ou d'autres infirmités topiques. — Nous avons vu
et traité un avoué de Limoges, paraplégique par suite
d'une myélite, qui n'avait trouvé aux bains de Saint-Amand
aucune amélioration quelconque. Il était âgé. Depuis lors,
nous avons vu un autre malade plus jeune, dont la paralysie
avait sa cause dans un détail de profession, et qui est
revenu de Saint-Amand à moitié guéri. Nous nous sommes
positivement assuré de cette guérison, que tout médecin peut vérifier, car le malade est de Paris.

L'établissement de Saint-Amand doit quelques améliorations au docteur Charpentier, ancien inspecteur devenu concessionnaire des sources.

Avant Louis XIV, ces eaux n'étaient conseillées que pour la gravelle. Leur réputation sous ce rapport s'agrandit encore en 1648, lorsqu'après la bataille de Lens, gagnée par Condé, le gouverneur des Pays-Bas, l'archiduc Léopold, fut guéri par elles de ses coliques néphrétiques.

On ne parlait pas alors des boues, car personne n'en faisait usage. Ce fut un médecin de Tournai nommé Brissau qui le premier en vanta les effets. A quelque temps de là, les mineurs du roi, qui travaillaient à la fontaine de Saint-Amand, furent requis pour la place et le siége d'Ath. Ils y furent atteints d'ulcères aux jambes. La ville prise, ils retournèrent à Saint-Amand afin de réparer la fontaine thermale, et ils guérirent de ieurs plaies en travaillant dans les boues. Telle est l'origine du renom de celles-ci.

Saint-Antoine de Guagno (*Corse*), *à* 60 *kil. d'Ajaccio.*

A Guagno, dans une enceinte bornée par de hautes montagnes, jaillissent deux sources sulfureuses thermales : l'une la *Caldone*, la plus abondante des deux, est aussi la plus chaude (53° c.) ; l'autre, la source de Saint-Antoine, ou des *Yeux,* ne marque que 36° c. ; ensemble elles seraient assez abondantes pour alimenter journellement 2 à 300 bains de 300 litres. Quelques autres sources d'ailleurs s'ouvrent et jaillissent dans des maisons particulières. Malheureusement la source Caldone doit être tirée la veille dans un bassin, sans quoi elle serait trop chaude pour les bains, et le contact de l'air lui préjudicie.

Limpides, onctueuses, et un peu fades, ces eaux ont

une légère odeur de soufre ; elles contiennent d'ailleurs de la barégine, indice assuré de leur nature sulfureuse. M. Poggiale, dans un litre de cette eau, a trouvé près d'un gramme (0.96 c.) de principes fixes. On lui trouve quelque analogie avec l'eau de Barèges.

L'établissement de Saint-Antoine de Guagno est divisé en 7 compartiments qui renferment des bains isolés, plusieurs piscines civiles et militaires, des douches qui seront un jour plus parfaites et plus diversifiées, etc.

== Ces eaux sont conseillées, dans chaque établissement, à des malades atteints de rhumatismes et de névralgies, d'affections cutanées, tels que l'eczéma et les syphilides ; dans les catarrhes soit des bronches soit de la vessie, pour des maux topiques provenant de blessures, comme aussi dans les scrofules ou pour de certaines maladies anciennes et secondaires. On donne aux eaux pour auxiliaires l'iodure de fer quand il s'agit de scrofules, et l'iodure de potassium dans les maladies anciennes et larvées.

Avec les eaux de Guagno, qui sont fort irritantes, les urines sont rares et leur excrétion parfois difficile ; en conséquence, il convient presque toujours de mitiger les bains et d'en abaisser l'excessive température.

Sur 249 malades reçus et traités dans une même saison, on a compté 40 guérisons, 144 améliorations, 3 décès, et 9 cas d'aggravation manifeste.

Saint-Christau *(Basses-Pyrénées), à 8 kil. d'Oloron.*

6 Sources salines qui toutes sont plus ou moins froides, et qui à elles toutes réunissent des vertus très-diversifiées, que des cures inattendues ont rendues notoires.

== Une des sources guérit les dartres ; une autre redonne quelques mouvements aux membres affaiblis ; une

3e a la réputation de couper des fièvres contre lesquelles la quinine même aurait déjà échoué : une autre combat et parfois guérit l'asthme humide et des bronchites non fébriles ; une d'elles enfin triomphe des gastralgies, et remédie à la gravelle et aux coliques néphrétiques. Malgré tant de vertus, la vogue est ailleurs.

Les sites environnants sont délicieux. Ce sont des lieux de promenades, de chasse, de pêche et de paysages.

Saint-Denis-lès-Blois (*Loir-et-Cher*), *dans le voisinage de Blois.*

La source ferrugineuse de Saint-Denis a conservé le nom de *Médicis* qu'elle reçut en 1618. Marie de Médicis, pendant son exil à Blois, vint en effet vers cette époque prendre les eaux à cette fontaine, d'après le conseil de son habile médecin, Paul Reneaulme. La Reine, mère de Louis XIII et veuve de Henri IV, fit aménager cette source, ordonnant d'y creuser un bassin central, sorte de piscine anticipée. — Au lieu de cette source unique, Saint-Denis maintenant en a trois, qui portent les noms de *Médicis*, de *Saint-Denis* et de *Reneaulme*.

Ces eaux sont froides (12° c. tout au plus), analogues à celles de Forges ; et bien qu'on y ait constaté une douzaine de principes, fer, manganèse et arsenic compris, un litre ou mille grammes ne renferme en tout que de 6 à 15 grains (de 0.31 à 75 c.) d'éléments salins, et environ le 10e de son volume d'acide carbonique.

= C'est une eau plutôt carbonatée que sulfatée, et qu'en conséquence l'estomac supporte assez bien. On la conseille avec fruit dans les affections gastriques et anhémiques, dans certains œdèmes, et quelques flux chroniques, dans la dysménorrhée et les pâles couleurs.

Saint-Galmier (*Loire*) *à* 20 *kil. de Montbrison et à*
456 *kil. de Paris.*

Cette fontaine maintenant célèbre de Saint-Galmier
n'était connue il y a trente ans que sous le nom fort obs-
cur, mais expressif de *Fonfort.*

Froide, fraîche, d'une saveur piquante et aigrelette,
très-gazeuse et vraiment agréable, l'eau de Saint-Galmier
peut maintenant rivaliser avec toutes les eaux acidules,
même avec l'eau de Seltz (plus salée et moins gazeuse),
si elle était assez abondante pour en tenir lieu. A Lyon et
à Genève, il s'en fait une grande consommation.

Elle abonde en sels bi-carbonatés, parmi lesquels, malheureusement, le bi-carbonate de chaux tient la plus
grande place.

Quand cette eau reste en vidange, elle se couvre bientôt
d'une croûte ou d'un voile de chaux carbonatée.

Des deux sources, la plus nouvelle est aussi la plus carbonique, la plus gazeuse, la plus savoureuse et en toute justice la plus recherchée, c'est la source *André,* dont M. André
a fait la réputation sans y trouver lui-même la fortune.

Cette source renferme jusqu'à 15 principes différents,
nommément un peu de manganèse. Elle a pour inconvénient de s'interrompre de temps à autre. Elle débite ordinairement 20 mille litres d'eau en 24 heures, et contient
à peine deux grammes par litre de principes fixes ; tandis
qu'elle renferme une étonnante quantité de gaz carbonique.

Il paraîtrait qu'une 3e source aurait été découverte à
Saint-Galmier. Mais il faut remarquer que quand viennent à jaillir de nouvelles sources c'est presque toujours
au détriment des anciennes.

━ Lorsqu'on l'emploie comme remède, l'eau de Saint-

Galmier est conseillée pour les maladies des reins et de l'estomac, contre la gravelle et les gastralgies.

Saint-Gervais *(en Savoie), à 48 kilomètres de Genève, au pied du Mont-Blanc.*

Belles sources minérales, au nombre de cinq, tout aussi salines que sulfureuses, eaux thermales marquant 40° c.

Ce sont des eaux où les sels calcaires abondent, comme dans celles de Paris et de sa banlieue. On trouve, dans un litre d'eau, jusqu'à cinq grammes de sels. Hydrosulfatées secondaires, ces sources néanmoins sont purgatives et peuvent être prises par les malades les plus susceptibles, qui n'en ressentent aucune aggravation. Une des sources contient six milligr. par litre (0.006 mill.) de fer oxydé.

== Les eaux de Saint-Gervais sont conseillées dans les dartres, les couperoses, les scrofules, dans les gastralgies et les engorgements viscéraux, dans les obstructions. Ce sont des eaux fondantes. Elles combattent utilement le ver solitaire et sont un moyen précieux dans les constipations persévérantes.

Saint-Honoré *(Nièvre), à 24 kilomètres de Château-Chinon.*

Eaux salines médiocrement thermales (33° c.), et autrefois sulfureuses, qui renferment peu de sels minéralisateurs, à peine un demi-gramme par litre d'eau, et particulièrement 0.20 c. de soude carbonatée. Au reste, les eaux vraiment sulfureuses sont celles dont les sels ont le moins d'abondance. Cette règle a peu d'exceptions.

== Les eaux de Saint-Honoré sont employées dans les bronchites et les catarrhes chroniques, les maladies de la peau, les engorgements du ventre et pour les scrofules.

Il appartiendrait à l'ingénieur hydrologue, M. François, en les captant avec soin, de rendre à ces eaux toute leur thermalité, et, s'il est possible, leurs caractères sulfureux, et par là leurs anciennes vertus.

Les eaux thermales indiquées dans la carte de Peutinger sous le nom *Aquæ Nisinei*, seraient, suivant l'abbé Crosnier, les eaux de Saint-Honoré en Morvan. M. J. Berger de Xivrey pense que cette désignation ancienne se rapporte à Bourbon-Lancy. Détruites par les Sarrazins, au VIIIe siècle, ces eaux de Saint-Honoré ont été retrouvées dans ces derniers temps, et elles ont montré des restes romains très-significatifs. D'Anville place le lieu de ces thermes à Alluy, tandis que M. Crosnier l'indique au village d'Anisy, plus voisin de Saint-Honoré. Selon l'abbé, ce village aurait été formé par les habitants d'*Aquæ Nisinei*, chassés par les Sarrazins. Ce nom d'Anisy a effectivement quelque vague analogie avec le nom des eaux de la carte de Peutinger.

Saint-Laurent-les-Bains *(Ardèche), à* 28 *kilomètres environ de Largentière.*

La source de Saint-Laurent est unique, fortement thermale (53° c.), et c'est elle seule qui alimente trois établissements : bains isolés, piscines, douches, étuves et buvette comprises, elle suffit à tout.

═ Rendez-vous de rhumatisants, de scrofuleux, d'anciens goutteux et d'estropiés, on y rencontre aussi des dartreux et des paralytiques. Les rhumatismes celle de ces maladies dans laquelle réussit le mieux une chaleur élevée, y sont fréquemment guéris, après s'y être un moment aggravés. Mais la cure est ordinairement trop précipitée par raison d'économie, et la durée du traitement trop courte pour opérer des guérisons solides. Les bains ne sont réitérés ordinairement que pendant neuf jours ! Cependant on y a vu guérir des paralysies, des paraplégies, mais de cause externe, et non d'origine cérébrale.

Sainte-Marie *(Cantal), à* 26 *kilomètres de Saint-Flour.*

Les eaux minérales de Sainte-Marie-du-Cantal sont froides, ferrugineuses, alcalines, d'une saveur rafraîchissante et agréable. Elles ne sont employées qu'en breuvage, jamais en bains.

Dans la contrée, ces eaux portent le nom de *Ravelès*.

= Mêmes vertus que les eaux de Saint-Galmier et de Châteldon ; et cependant un peu plus astringentes. Comme celles de Cussct et de Vichy, les eaux de Ravelès rendent violet le vin rouge auquel on les mêle.

— *Teissières-les-Boulies*, à 14 kilomètres d'Aurillac, possède des eaux analogues à celles de Sainte-Marie, alcalines, froides et gazeuses comme elles, et même davantage. Les propriétés en sont pareilles.

Sainte-Marie *(Hautes-Pyrénées), à* 60 *kilomètres de Bagnères de Bigorre.*

4 sources salines et froides (17° c.) jaillissent dans cette localité. L'eau en est pétillante et d'une saveur assez agréable. Un litre renferme environ dèux grammes 1/2 (2.45 c.) de carbonate et des sulfates calcaires. On les prend en breuvage, et sous forme de bains et de douches.

= On fait usage des eaux de Sainte-Marie dans les engorgements de l'hypogastre, dans quelques maladies de la peau, mais surtout pour les taches de rousseur qui ont reçu le nom d'éphélides, qu'elles soient ou non hépatiques. Elles sont aussi prescrites après les grandes maladies dont la convalescence serait pénible.

Ces eaux poussent aux hémorrhagies, et sont propres à en rappeler de nécessaires.

Saint-Nectaire *(Puy-de-Dôme), à 28 kil. d'Issoire.*

Sources nombreuses (38), qui la plupart se montrent dans trois établissements thermaux, desquels l'un prend le nom de *Mont-Carnador*. Plusieurs ont une température qui, pour les unes, est de 25° c., et de 35 à 38 pour d'autres.

Ce sont des eaux alcalines, riches en principes salins, puisqu'un litre contient plus de six grammes de sels anhydres, dose intégrale dans laquelle le bi-carbonate de soude figure seul pour environ trois grammes. Le chlorure de soude y est aussi fort abondant (2.50 c. par litre).

== L'eau minérale de Saint-Nectaire a de l'efficacité dans les affections chroniques et nerveuses de l'estomac, pourvu qu'il ne s'y joigne rien d'inflammatoire ou de fébrile.

On les prend aussi avec succès pour quelques affections de la matrice, dans la leucorrhée, dans les rhumatismes, dans les scrofules. Il est essentiel d'ajouter qu'elle est moins bien supportée que celle de Vichy, sans doute à raison du chlorure sodique qu'elle renferme à dose élevée.

En comparaison de l'établissement central de Saint-Nectaire, celui du Mont-Carnador est presque mondain, tant l'autre est agreste et sauvage.

L'eau de Saint-Nectaire est incrustante comme celle de Saint-Alyre. Il a été élevé sur une des sources (source des *Druides*) un cabinet uniquement consacré à l'art de l'incrustation. Une compagnie industrielle exploite les produits de cette officine, fort habilement dirigée.

Saint-Pardoux *(Allier), à environ 16 kilomètres de Bourbon l'Archambault.*

Eaux alcalines ferrugineuses dont la saveur aigrelette est agréable.

Boisson rafraîchissante et quelquefois purgative, à raison des sels magnésiens qu'elle renferme.

= On conseille ces eaux dans les affections intestinales et viscérales, pourvu que ces affections, devenues chroniques, ne se signalent par aucun mouvement de fièvre.

Saint-Romain *(Loire), aux environs de Montbrison.*

Les deux sources de Saint-Romain-le-Puy donnent une eau gazeuse, acidule, riche en bicarbonates, ainsi que tant d'autres de la contrée. Mais, ce qui la distingue essentiellement, bien qu'elle soit encore peu connue, c'est la somme et la nature des sels qui la minéralisent. On y trouve en effet, par litre, 6.70 c. de principes, gaz carbonique compris, qui, à lui seul, compte pour 1.70 c. Sur les cinq grammes restants des principes fixes, les bicarbonates alcalins comptent pour 3.46 c., et les bicarbonates terreux pour 1.18 c., le fer seulement pour 0.01 c., dose minime qui paraît en servir l'action plutôt que l'entraver. Il y a de plus été constaté des traces d'arsenic, de manganèse et d'iodure, éléments puissants qui, pour n'avoir pu être chiffrés, n'en restent pas moins effectifs. En de certaines occasions, l'inertie est le fait des grandes doses. Toujours est-il qu'il reste encore 35 centigrammes dont seuls peuvent rendre compte la silice, la matière organique ou quelque sulfate.

= Exception faite de celles de Vichy, de Cusset, de Vals, d'Hauterive, de Saint-Yorre et de Contrexeville, les eaux de Saint-Romain sont au rang des plus efficaces qu'on puisse opposer à la gravelle et aux engorgements viscéraux.

Saint-Sauveur *(Hautes-Pyrénées), commune de Luz, à* 18 *kilomètres d'Argelès, et* 804 *kilomètres de Paris.*

Dans ce lieu élevé de près de 800 mètres et fort exhaussé au-dessus du Gave jaillit une source sulfureuse d'une médiocre abondance, mais d'une température bien assortie à la chaleur humaine, et dont l'action est propice dans un certain nombre de maux. La température de cette source est de 34 à 37° c., selon qu'on la mesure dans les baignoires, dans les bassins, ou au griffon, c'est-à-dire au point jaillissant de la source.

L'eau sulfureuse de Saint-Sauveur est presque uniquement consacrée aux bains, attendu qu'on lui préfère comme breuvage l'eau d'une source voisine et nouvelle, nommée la *Hontalade*, ou bien, quant aux malades auxquels le fer est favorable, l'eau ferrugineuse de *Vicos*, dont la source coule à Luz même, à une courte distance de l'établissement thermal. Autrefois, pour l'usage interne, on apportait à Saint-Sauveur de l'eau sulfureuse puisée aux sources si recommandables des Eaux-Bonnes ; ces emprunts journaliers préjudiciaient évidemment aux intérêts et à la réputation de l'établissement thermal. Aujourd'hui, l'eau de la Hontalade et parfois celle de Viscos, ont pris la place des Eaux-Bonnes.

Mille grammes ou un litre de la source de Saint-Sauveur renferment de 16 à 20 cent. de principes fixes, auxquels le sulfure de soude, ou principe essentiel et caractéristique, ne prend part tout au plus que pour deux ou trois centigr. (0.02 à 0.03 c.).

⸗ Sans action bien énergique, les eaux et bains de Saint-Sauveur se sont fait une réputation spéciale pour la guérison ou l'adoucissement des maux nerveux, en particulier pour celles de ces affections qui concernent les organes digestifs et les organes sexuels. C'est ainsi que ces eaux sont fréquemment conseillées dans les gastralgies, les utérites chroniques et tout ce qui s'en suit. La plupart des clients ou plutôt des clientes de Saint-Sauveur se plaignent de leur estomac et de leurs digestions. On y voit un bon nombre de dyspepsies, affection aujourd'hui fort à la mode, surtout depuis que le célèbre docteur Chomel en a souffert personnellement et l'a décrite en conséquence, avec exagération, conférant ainsi à un pur symptôme toute la gravité d'une maladie.

Il paraît bien avéré que ces eaux aggravent certaines maladies secrètes, quelque secondaire qu'en soit l'apparence et quelque ancienne qu'en soit la date ; mais elles conviennent manifestement dans les déviations utérines et dans la plupart des souffrances que complique et que signalent des pertes blanches. L'énergique tonicité qu'elles communiquent à l'utérus a souvent délivré pour toujours de la contrainte insupportable d'un pessaire.

Saint-Yorre (*Allier*), *à quelques kilomètres de Vichy, à 24 kilomètres de la Palisse.*

Deux sources alcalines froides. Elles fournissent environ 10,000 litres d'eau dans les 24 heures d'un jour. L'insuffisance de plus en plus prononcée des sources de Vichy rendra un jour nécessaires celles de Saint-Yorre. Que M. Larbaud se le persuade bien.

Contenant les mêmes principes que celles de Vichy, un tiers de son volume en acide carbonique, du chlorure sodique, de l'arseniate calcaire et jusqu'à 7 bi-carbonates, y compris les bi-carbonates de fer et de manganèse, l'eau alcaline de Saint-Yorre a les mêmes vertus, la même efficacité que celles de Vichy.

L'analyse que M. Bouquet en a faite selon la méthode de l'Ecole des mines ne diffère de celle de M. O. Henry que par 0.324 mill. de principes en plus, en comptant le gaz. Mais comme ce gaz entre dans le total de M. Bouquet pour 1.333 milligr., ce chimiste a réellement constaté dans les eaux de Saint-Yorre 1.009 mill. salins de moins que M. Henry.

═ Quant aux vertus médicinales, on peut voir Vichy, car c'est tout un.

Salces *(Pyrénées-Orientales), à 32 kilomètres de Perpignan et non loin de Rivesaltes.*

A 1 kilomètre de Salces jaillissent deux sources salées très-abondantes :

Font-Estramé et *Font-Dame*, tels sont leurs noms. Un litre de l'eau de Salces renferme environ 3 grammes de sels, parmi lesquels c'est le chorure de soude qui a le premier rôle. On peut exporter l'eau de Salces, comme celles de Salies, de Salins et de Roucasblanc, sans altération ni précipités.

═ On conseille les eaux de Salces dans les engourdissements et les paralysies, et surtout contre les scrofules et les tumeurs blanches.

Salies *(Basses-Pyrénées), à 12 kil. d'Orthez.*

La fontaine de Salies, d'une très-grande abondance, fournit une eau salée d'où l'on extrait en grand le chlorure sodique avec lequel on sale les jambons de Bayonne. Cette eau renferme, non pas comme les eaux-mères de

Salins 317 grammes de sels par litre, mais près d'un quart de son poids, 233 grammes par kilogr. d'eau.

Avec quelques sulfates, des bromure et iodure, le chlorure sodique compose presque entièrement la masse saline que renferme l'eau de Salies.

Comme pour les eaux-mères de Salins, dans le Jura, les concessionnaires de la Saline ont été autorisés à administrer ces eaux médicinalement, sous forme de bains et de douches, pures, coupées, mitigées, à leur guise et selon l'occurrence.

⸗ Scrofules, rachitisme, tumeurs blanches, paralysies, atonies locales : autant de cas où il en est fait usage. Mais on comprend qu'un liquide qui renferme 6 à 7 fois plus de sels que l'eau de la mer veut être prescrit avec de grandes précautions et beaucoup de prudence. Il doit être mitigé.

Salies de Salat *(Haute-Garonne), à 26 kilomètres de Saint-Gaudens.*

Eau saline renfermant par litre 1.78 c. de sels, parmi lesquels le sulfate de chaux compte pour 1.21 centigr., ce qui la rapproche de l'eau séléniteuse et lourde des puits ; mais elle contient en outre, et c'est ce qui la distingue, 0.11 cent. par litre de sulfure de chaux et une quantité encore indéterminée de sulfure de magnésie.

⸗ Cette eau sera sans doute employée en médecine. Elle ne l'a pas encore été. Sa composition explique la présence ordinairement mal interprétée du plâtre dans quelques sels gemmes et autres du commerce.

Salées *(Sources d'eaux).*

Les sources Salées, analogues à celles que nous venons de mentionner, et sans rappeler celles de Roucasblanc, de Santenay, de Sierck de Soultz, etc., ne sont pas rares en France. On en trouve :

1. A Forbach (Moselle), où chaque litre d'eau renferme de 6 à 7 grammes de sels.

2. Aux Houillières d'Anzin (Nord), de 16 à 17 grammes de sels par mille grammes d'eau.

3. A Mézières (Ardennes), de 9 à 11 grammes.

4. A Rethel (Ardennes), de 3 à 4 grammes.

5. Trois sources près de Sarreguemines (Moselle), de 4 à 7 grammes.

6. A Sémur (Côte-d'Or), de 5 à 6 grammes.

7. A Equevilly (H. Saône), de 3 à 4 grammes par litre.

8. Dans l'Isère, pareillement, il y a les sources salées de Saulce, — de Saléon, d'Aspres-les-Vaynes, — de Domène, — et de Sala, qui contiennent par litre de 2 à 6 grammes de sel, et dont plusieurs sont assez abondantes et assez recherchées du peuple, qui va y puiser du sel de ménage, pour que le fisc, plus d'une fois, ait pris souci de les faire combler ou interdire, surtout quand le sel était cher.

Salins *(Jura), à 400 kil. de Paris et 56 de Poligny, route de Paris en Suisse. Nouvel et vaste établissement hydrologique dont la réputation méritée est toute récente.*

On trouve réunies à Salins huit sources principales d'eaux salines, et de plus les eaux-mères de la Saline. Les unes et les autres sont des eaux sodo-bromurées extrêmement énergiques.

La plus faible des 8 sources spontanées, la seule dont il soit possible d'user en breuvage, renferme par litre 30 grammes de principes fixes, c'est-à-dire dix grammes de moins que l'eau de mer. Ces principes se composent de

carbonates terreux en petite quantité, de quelques sulfates, et principalement de chlorures. Le chlorure de soude,
ou sel commun, s'y trouve à lui seul (comme dans l'eau
de mer) à la dose énorme de 27 grammes par litre,
soit 27 millièmes, puisque le litre est de mille grammes.

— Cette eau salée contient en outre 6 centigr. et demi
(0.065 mill.), ou plus d'un grain par litre de bromure de
potassium.

Et, quant aux *Eaux-mères* des Salines, elles sont encore beaucoup plus fortes et plus puissantes, puisqu'elles
contiennent dix fois plus de sels que les sources naturelles
dont il vient d'être parlé. Un litre de ces eaux-mères
renferme effectivement 317 grammes 72 centigr. de sels,
7 ou 8 fois autant que l'eau de mer, et, de plus, deux grammes et demi de bromure de potassium.

Grâce à M. de Grimaldi, principal concessionnaire des
salines de l'Est, grâce à M. le docteur Germain qui le premier a su démontrer les puissants secours que la médecine
peut puiser dans les huit sources et les eaux-mères de
Salins, le vaste établissement de cette ville rivalise de vogue et d'efficacité avec les établissements les plus fréquentés de l'Allemagne ; la France, depuis quelques années, n'a
donc plus rien à envier ni à Nauheim, ni à Kreuznach, ni à
Hombourg. — Une chose pourtant manquait aux eaux de
Salins; MM. Favre, J. Dumas et Pelouze n'avaient pu y
trouver la moindre trace d'iodure, le remède par excellence,
on se l'est du moins persuadé, dans un grand nombre de
médications pour des maux chroniques. M. O. Henry père,
plus heureux que ses confrères, paraît y avoir constaté ce
principe si prisé de tous.

= Les eaux de Salins, envisagées comme un remède
puissamment efficace, ont été et sont de plus en plus con-

seillées : 1° dans les affections scrofuleuses, les coxalgies et tumeurs blanches, les ganglions engorgés et les adénites. 2° Contre le goître et l'engorgement quelconque (s'il est chronique) de la glande thyroïde. 3° Dans le rachitisme ou l'amolissement des pièces du squelette, et dans l'ostéomalaxie qui n'en est qu'une variété. 4° Dans les flux chroniques, alors qu'il s'y joint peu de douleur, en recourant à des injections, si le besoin et la possibilité peuvent se concilier. 5° Dans les paralysies et les paraplégies, accompagnées ou non de l'incontinence des urines, même quand ces infirmités paraissent dépendre d'une myélite chronique. 6° Dans ces maladies anciennes à reliquats dits *tertiaires*, où le succès des eaux de Salins paraît manifeste. 7° Dans les névralgies et sciatiques avec atonie, sans névrite ou inflammation des nerfs. Quant aux maladies de la peau, il est encore incertain que les eaux de Salins leur conviennent. — Mais ce qui n'est pas douteux, c'est qu'on doive s'abstenir de ces bains si excitants pour peu qu'il y ait un mouvement de fièvre, une inflammation quelconque ou seulement de l'excitation, une excitation générale partagée par les viscères, et s'étendant à tout l'organisme.

Cette médication stimulante est d'autant mieux concentrée à Salins, que dans cette contrée à terroir magnésien et dont l'iode paraît exclu, lui qu'un naturaliste a retrouvé presque en tous lieux, on rencontre un grand nombre de goîtreux et de scrofuleux.

Les bains salés de Salins ont sur les bains de mer cet avantage, qu'ils peuvent être variés, diversifiés et gradués à l'infini, selon les conditions individuelles et les conjonctures, tandis que l'eau de mer est toujours et invariablement identique. — Les bains d'eaux-mères sont tellement surchargés et sursaturés de sels, qu'il est d'urgence fréquente de les mitiger d'eau douce. On peut faire application de ces eaux, nous ne dirons pas en cataplasmes, mais comme fomentations, en couvrant les parties malades de flanelles imbibées de cette eau chaude ou froide.

— On tient peu de compte, depuis la fondation de Salins, des eaux de JOUHE, salines froides du même département.

Santenay *(Côte-d'Or)*, *à* 15 *kil. de Beaune.*

Source de quelque réputation et de la classe des salines froides. L'eau en est limpide, incolore, inodore, mais salée, assez salée même pour qu'elle ait des effets laxatifs. C'est une source qu'il serait dangereux de fréquenter en temps de choléra. — Sur 8 gr. 80° c. de sels qu'on a constatés dans un litre de l'eau de Santenay, on a trouvé que le sulfate et le chlorure de soude comptaient à eux seuls pour 7 gr. 66 c., et des sels terreux pour le surplus.

= C'est donc une eau saline dont les proportions sont très-sortables pour guérir, soulager ou diminuer des rhumatismes, des engourdissements musculaires, des engorgements d'entrailles sans douleurs, et même des affections scrofuleuses, si les scrofules pouvaient naître dans cette heureuse contrée.

Il est bien rare de rencontrer des eaux minérales véritablement efficaces dans les pays renommés pour leurs vignobles.

— Pas très-loin de Beaune, à *Prémeaux*, on trouve une source d'eaux salines qu'on assimile à celles de Sainte-Reine (voir ALISE SAINTE-REINE), dont elles ont effectivement la légèreté, les propriétés digestives et le proche voisinage.

Savoie *(eaux minérales de la)*.

La Savoie, naguère Italienne et Sarde, aujourd'hui cédée à la France, et cordialement Française, fit aussi partie du premier Empire sous la désignation de département du Mont-Blanc. Elle abonde en eaux minérales dont les principales et les plus célèbres sont celles

D'AIX-LES-BAINS,

à 14 kil. de Chambéry, et 100 kil. de Lyon.

Les sources thermales d'Aix sont au nombre de deux : 1º la source dite de *Soufre* ou du Grand-Bain, qui est la seule sulfureuse et la plus thermale (de 48 à 50º c.); et 2º la source *d'Alun*, de Gypse, de Saint-Paul ou des Thermes Berthollet, qui ne contient, malgré son nom d'alun, aucune trace d'alumine sulfatée, et dont la température est de 40 à 42º c. Avant les nouveaux captages de l'ingénieur M. François, les pluies abaissaient ordinairement cette température de 4 à 5 degrés, à raison des infiltrations ; mais ces captages ont rendu l'eau minérale plus chaude de 3 degrés, plus abondante et moins influençable, moins variable enfin, quelles que soient désormais les intempéries.

Ainsi, grâce à M. Rouher, le génie français avait pris soin et souci des eaux d'Aix-en-Savoie avant même qu'elles appartinssent à l'Empire.

La température diffère selon l'endroit où l'eau est prise ou étudiée. Elle est de 50º c. dans les souterrains; de 42º à 43, aux cabinets dits *d'Enfer* et aux *Bouillons;* de 42º à la division *du Centre;* et de 41º 22, à l'ancienne division *des Princes.* C'est au moins ce que nous a appris M. Constant Despine, médecin inspecteur des eaux d'Aix, le meilleur guide qu'on puisse avoir à Aix. Il n'est pas d'homme plus bienveillant, plus zélé, et il en est peu d'aussi instruits. Il n'en peut être autrement, puisque les Despine dirigent les eaux d'Aix depuis 1787, époque où Joseph Despine reçut sa nomination du roi Victor Amédée III.

La source de Soufre est une véritable eau sulfureuse. On y trouve en effet de la sulfuraire avec de la glairine ou barégine, ainsi qu'une quantité notable d'acide sulfhydrique. Il est vrai qu'elle contient en outre 12 à 14 éléments, et en particulier un sulfure de soude (0.06 à 14 c.), trois espèces de chlorures, quatre sulfates, dont deux à base de soude et de potasse, des quantités minimes d'iode, de fer et de silice; enfin on lui voit d'assez nombreux traits de ressembance avec nos eaux des Pyrénées, et c'est le plus grand éloge que nous en puissions faire.

Il serait bien difficile de préciser les quantités de principes salins qu'on trouve dans les deux sources d'Aix, puisque, des nombreux chimistes qui les ont analysées, les dosages diffèrent même pour la source de Soufre, depuis 2. 88 c. jusqu'à 5. 55 c...

Et pour ce qui est de la source d'Alun, il en est qui n'y trouvent que 3.09 c. d'éléments minéralisateurs, tandis que d'autres en accusent 5.05 c. Toujours est-il qu'on regarde généralement cette source comme une eau autrefois sulfureuse qui est devenue saline par n'importe quelle cause.

== En ce qui concerne les vertus des eaux d'Aix, on les conseille, comme celles des Pyrénées, pour les maladies de la peau, les bronchites chroniques, le goître et les scrofules; comme aussi pour la cure des caries et des fistules, des ulcères, ainsi que pour des engourdissements, des paralysies et paraplégies. On les emploie aussi dans les rhumatismes et les arthrites, dans les périostoses et

13.

exostoses, et contre tout ce qui peut escorter ces dernières, dans ces tristes maladies qu'on n'extirpe jamais trop
complétement.

Au reste, l'un des plus anciens praticiens d'Aix énumère et classifie jusqu'à 84 affections auxquelles ces eaux
sont applicables, et dans cet effrayant total, les maladies
de la peau entreraient seules pour un quart, et celles de
l'utérus pour un douzième.

D'autres médecins résument ainsi les vertus multiples
de ces eaux fameuses :

« Elles sont résolutives, » ce qui signifie qu'elles fondent les engorgements non squirrheux.

« Elles sont apéritives, » c'est-à-dire qu'elles font
fluer les humeurs et provoquent les secrétions.

« Elles sont diurétiques, » ce qui exprime qu'elles font
abonder les urines, quand l'usage n'en est pas porté jusqu'à l'abus, c'est-à-dire jusqu'à l'excitation.

« Elles sont béchiques et expectorantes, » autrement
dire, elles dégagent les poumons et les bronches, et font
expectorer, s'il ne subsiste ni irritation, ni fièvre.

« Elles sont emménagogues, » c'est-à-dire, qu'elles
facilitent les menstrues et rappellent les mois.

Tout est parfaitement ordonné dans l'établissement thermal d'Aix, tout, les bains isolés, les douches de toute espèce,
les bains de vapeur et d'étuves, les piscines, le vaporarium, et même les frictions et le massage. Et quant aux
piscines, l'eau y pénètre en dessous, de bas en haut, comme
à Luchon, à Ussat et à Royat, ce qui permet aux malades
de profiter des vertus des eaux avant qu'elles les aient
perdues en se décomposant au contact de l'air. Pour les
bains isolés, chaque baigneur a à sa disposition trois sortes d'eaux : l'eau de soufre, l'eau d'alun et l'eau com-

mune, qu'il mêle et combine à sa fantaisie ou selon l'ordonnance du médecin.

Les douches en pluie, et les douches écossaises, cette simultanéité si originale, mais si peu raisonnée, de jets d'eau froide et d'eau thermale, sont excellemment administrées dans l'établissement. Il en est de même des bains de vapeurs, des inhalations ou vaporisations, des bains de piscines, où les deux sexes, toujours isolés, ne sont aux bains, jamais confondus. Enfin les thermes d'Aix ne le cèdent en rien à nos établissements le mieux tenus.

Les eaux d'Aix sont fort excitantes, il ne faut jamais l'oublier. Elles agitent le pouls, font suer, expectorer, et donnent lieu quelquefois à un mouvement de fièvre et à cette miliaire thermale qui a reçu le nom de poussée. Contrairement à ce qui se voit aux Eaux-Bonnes, on se baigne principalement à Aix, on boit peu d'eaux, ce qui peut tenir à leur saveur et à leur flagrante fétidité. Cette odeur est si différente du parfum soufré des eaux des Pyrénées, qu'on s'en est autorisé pour classer les eaux d'Aix dans un rang secondaire. Il est vrai que cette odeur désagréable s'affaiblit en quelques heures au contact de l'air ; mais en même temps que sa fétidité, l'eau minérale perd sa sulfuration et ses vertus.

La source de Soufre est plus chaude que celle d'Alun, et l'on conjecture que l'origine souterraine en est plus profonde.

Au moins se montre-t-elle plus influençable aux commotions du globe. Seule, elle fut troublée et très-refroidie pendant les tremblements de terre de 1755, 1783 et 1822, dont la source d'Alun, sa voisine, ne ressentit rien.

Contenant plus d'azote et plus bulleuse que la source d'Alun, cela même la fait paraître spécifiquement plus légère, et c'est au point qu'elle égale à peine le poids de l'eau distillée, effet qui a pour cause sa température élevéé et l'abondance des gaz.

Le grand édifice, dit Royal, fut élevé à Aix de 1780 à 1783, du vœu du roi Victor-Amédée III, par l'ingénieur Nicolis de Robilant ; d'autres disent par l'ingénieur Italien Capellini. Les travaux de 1780 firent découvrir dans le sol des ruines d'anciens bains romains dont les fouilles plus récentes de M. François ont encore mis à nu d'autres vestiges portant témoignage de l'ancien monument. Ces thermes sans doute datent du ive siècle de notre ère, du règne de l'empereur Gratien, époque où le proconsul Domitius en fit ériger de fort somptueux.

Les souvenirs des habitants d'Aix se partagent entre la maison royale de Savoie et le premier Empire. L'établissement thermal dans cette dernière période reçut les visites réitérées de Joséphine, de madame Lœtitia, et principalement de la reine Hortense. Cette princesse montra sa bienfaisante sympathie pour la ville thermale en y fondant un hospice qu'elle confia aux bons soins des sœurs de Saint-Joseph, dont l'institution a depuis grandement prospéré sous un tel patronage. Quelques années plus tard, un Anglais opulent, sir W. Haldimand, cédant aux bons exemples et à ses propres sentiments, fondait lui-même à Aix une autre maison hospitalière.

Quoique dès lors les eaux d'Aix jouissent d'un grand renom, elles ne furent affermées sous l'Empire, ce qu'on aura peine à croire, qu'au modique prix de 3,000 fr. annuels. Et pourtant ces eaux sont tellement abondantes, qu'elles pourraient alimenter 6 à 8,000 bains par jour. Le débit des deux sources thermales a été évalué à 30 litres par seconde, ce qui donne en 24 heures au delà de

25 mille hectolitres d'eau. Or, 8,000 bains, fussent-ils de 300 litres, n'en dépenseraient que 24,000 hectolitres.

— Le grand bassin destiné à la natation est presque toujours sans usage. Aussi a-t-il été parfois utilisé comme piscine pour les indigents, et même pour les animaux.

N. B. — Outre les deux sources thermales d'Aix, on voit jaillir à quelque distance d'elles, dans des habitations particulières, les sources peu connues et encore moins employées de *Fleury*, de *Chevillard*, et de *Saint-Simon*.

La Savoie possède d'autres eaux de quelque renom dont nous avons parlé à leur rang alphabétique. Telles sont les sources de *Challes* (voir à ce mot), — de *Coëse*, — d'*Evian*, — de *Saint-Gervais*, qui réunis aux sources d'*Aix*, de *Chevillard*, — de *Fleury* et de *Saint-Simon* dont nous venons de parler, composent pour la Savoie un total de huit eaux minérales de quelque valeur.

Il y a encore :

La Fontaine d'*Amphion*, dans le Chablais, à une courte distance d'Evian, et ayant la même composition et les mêmes vertus que la source d'Evian même, mais à un moindre degré. Amphion est un lieu de plaisance plutôt encore que de santé. C'est à ce titre que les princes de Savoie l'ont autrefois souvent fréquenté.

= Cependant on prend ces eaux non sans avantage dans les affections vésicales et utérines. Elles provoquent la menstruation ou du moins la facilitent.

Les eaux minérales de *Brides*, d'*Echaillon* (près de Saint-Jean de Maurienne), celle de *Marlioz* et de *Caille*, aussi quelque réputation, un renom certainement fondé sur leur bien réelle efficacité. Mais pour en parler comme elles le méritent, les renseignements nous font défaut.

Saxon *(canton du Valais, en Suisse), à quelques kil. de Martigny.*

Localité que rend célèbre une source saline, magnésienne et remarquablement iodo-bromurée, qui fournit par jour près de 500 mille litres d'une eau, pas tout à fait thermale, mais tiède (23° cent.)

L'eau de Saxon, claire, presque insipide, renferme de bien faibles doses de substances salines, encore ces sels sont-ils à base terreuse, exception faite d'un sulfate de soude. — Tous ces principes réunis ne composent pas un gramme d'éléments par litre d'eau. Et cependant, ce liquide si peu minéralisé a reçu en France l'hospitalité officielle, à cause des quinze centigrammes (0.15 c.) d'iodo-bromure par litre qu'il paraît emprunter aux calcaires dolomiques, qu'il frôle ou traverse dans son parcours souterrain.

On a dit et l'on a publié qu'aucune eau minérale française ne renfermait des proportions aussi favorables d'iodo-bromures, pas même Bourbonne, pas même Salins.

══ Cette eau de Saxon manifeste une réelle efficacité dans les strumes, les goîtres, les engorgements lymphatiques, les adénites du cou, les coxalgies, et même dans le rachitisme et l'ostéomalaxie.

Segray *(Loiret), à 4 kil. de Pithiviers.*

C'est à tort que quelques personnes écrivent Segrais, en souvenir d'un littérateur du XVIIe siècle (Segrais était né à Caen).

L'eau froide et faible de Segray est bicarbonatée, et cependant plutôt astrictive ou astringente qu'acidule. Un litre contient à peine dix grains ou cinquante centigr. (0. 50 c.) d'éléments salins.

L'unique source de Segray a les mêmes propriétés que les eaux de Pougues et de Bussang, mais au degré le plus bas, la dose minime des principes n'étant point suppléée ici par la thermalité. On n'en fait usage qu'en boisson. Nul établissement, bien qu'un inspecteur officiel soit chargé de la source.

═ L'eau de Segray n'est un peu employée que pour quelques maux d'estomac, la dyspepsie par exemple.

Sentein (*Ariége*), à 25 *kil.* de *Saint-Girons*.

Eau ferrugineuse froide et arsenicale dont la découverte remonte à 1851.

Dans cette source, le fer abonde et il s'y joint un 24e environ d'acide arsenieux (c'est au moins là ce qu'indique une analyse qui est sous nos yeux, mais dont M. Henry n'est pas l'auteur).

Comme ces eaux déposent simultanément une partie de leur fer et de leur arsenic, il est prudent de ne faire de leur dépôt aucun usage quelconque.

═ L'eau de Sentein a été employée dans la chlorose et la leucorrhée, comme aussi dans les fièvres intermittentes avec rate engorgée, etc.

Sermaize (*Marne*), à 26 *kil.* de *Vitry-le-Français*, et 206 *kil.* de *Paris*.

Eaux salines que minéralisent principalement des sels calcaires et magnésiens. Presque pas de soude, dont la quantité est la pierre de touche des eaux virtuelles, des sources efficaces. C'est à peine si l'on y trouve un cent. (0.01 c.) de fer crénaté par litre. Quelques traces de manganèse, mais rien d'arsenical. Somme toute, l'eau de Sermaize contient par litre environ deux grammes 1/2 (2.50c.) de principes fixes.

== Cette eau minérale est diurétique et purgative, ce qui signifie qu'elle provoque l'action des reins et de l'intestin. On en use pour combattre des coliques néphrétiques, la gravelle, la constipation et l'échauffement.

L'honorable et éminent légiste **J. L.** Gillon, député de la Meuse et conseiller à la Cour de cassation, a été pour beaucoup dans la récente restauration de cette source ancienne, longtemps négligée jusqu'à l'abandon.

— Sermaize est une des stations du chemin de fer de Strásbourg.

Sierck *et* **Kontz-basse** *(Moselle), à 18 kil. de Thionville, près des frontières belges.*

Source froide, saline, ou plutôt salée, en même temps que Bromo-iodurée, et qui est abondante. Elle diffère peu des sources chlorurées de Hombourg, attendu qu'elle renferme par litre plus de 12 grammes de chlorures, de sulfates et carbonates, quantité de sels déjà élevée dont le seul chlorure sodique représente au delà du tiers (4.25c.). L'eau de Sierck contient encore du manganèse, de même qu'un composé gazeux dans lequel l'azote prévaut de beaucoup sur l'acide carbonique.

== L'eau de Sierck et Kontz-basse est convenablement conseillée dans les scrofules, dans l'atonie musculaire et pour ce qu'on nomme à Montpellier l'instabilité nerveuse, c'est-à-dire une espèce de tremblement provenant d'émotion ou de faiblesse. Voir SALINS.

Siradan *(Hautes-Pyrénées), à 62 kil. de Bagnères-Bigorre.*

Eau saline renfermant par litre un peu plus de deux

grammes de principes salins : chlorures, sulfates, bi-carbonates et de plus, un peu, très-peu de fer et d'acide carbonique. Le sulfate de chaux en est malheureusement la base essentielle, ce qui fait augurer qu'elle a peu d'efficacité, sa composition chimique la différenciant peu de l'eau séléniteuse ou plâtrée des puits de Paris. Cependant on y a constaté récemment un peu d'iode; mais où ne trouve-t-on pas de l'iode aujourd'hui ?

Maintenant, mieux captée, et soigneusement isolée d'un lac voisin dont les eaux altéraient les siennes, la source de Siradan ne peut que croître et bien réellement en vertus.

= On la conseille surtout dans les engorgements d'entrailles, ce qu'on nomme par routine des obstructions.

Sotteville-lès-Rouen (*Seine - Inférieure*), *à 2 kil. de Rouen, près du chemin de fer.*

Cette source, récemment découverte et vraisemblablement d'une origine peu ancienne, a une température peu élevée (24° c.), mais enfin n'est pas absolument froide. Elle débite par 24 heures environ 200 mille litres d'eau minéralisée par des chlorures, sulfates et bi-carbonates, mais surtout par les chlorures. Cette source de Sotteville ressemble jusqu'à un certain point aux sources spontanées de Salins, il est vrai, plus puissantes et plus minéralisées qu'elle. Toutefois, elle contient par litre au delà de 15 gr. de principes fixes, c'est moitié dose de la plus faible source de Salins, et plus que le tiers des sels dont l'eau de mer est saturée.

= Avec le manganèse, l'iodure et le bromure dont M. Morin, éminent chimiste de Rouen, a le premier signalé la présence dans cette source, découverte depuis et surabondamment vérifiée par le chimiste de l'Académie, on peut espérer que l'eau de Sotteville rendra de grands services dans cette contrée, où les affections strumeuses et les paralysies ne sont pas rares.

Il en sera de même pour la source de *Grasville-L'heure,* aux portes du Havre, dans laquelle on a trouvé de grandes quantités de chlorure de soude et du fer, du brôme et de l'hydriodate d'ammoniaque, ce qui la distingue entre toutes. Ces eaux de Grasville sont presque aussi purgatives que l'eau d'Heilbrunn.

—Quant aux trois sources ferrugineuses et bien ostensibles de la ville de Rouen, elles portent les mêmes noms que celles de Forges, ont approchant la même composition, sans qu'on sache si elles ont les mêmes propriétés, tant elles sont défavorablement situées pour qu'on en boive et qu'on s'en occupe.

Soultz-les-Bains *(Bas-Rhin),* à 37 *kil. de Colmar.*

Source d'eau salée renfermant plusieurs chlorures, et en particulier environ 3 grammes par litre de chlorure de soude. On y trouve, en outre, des bromures, des iodures, du fer, comme aussi plusieurs autres principes que leur dose minime rend à peu près insignifiants.

Quoique froide, comme celle de Niederbronn, l'eau de Soultz n'est pas sans analogie avec celle de Bourbonne; mais la haute thermalité de celle-ci lui confère une réelle supériorité quant aux effets médicinaux.

== Elle a toutefois de l'efficacité, surtout sous forme de bains, dans les engorgements des glandes et l'empêchement des jointures.

Soultzmatt *(Haut-Rhin), à* 22 *kil. de Colmar, au sud-ouest, sur l'Ornbach.*

Six sources froides, dont une seule est saline et laxative. Les cinq autres, celles qu'on recherche et qu'on apprécie, donnent une eau alcaline gazeuse dont la saveur a beaucoup de fraîcheur et d'agrément. Un chimiste à cause de cela a pu la comparer aux eaux de Seltz et de Châtelldon. Peut-être ressemble-t-elle davantage aux sources de Condillac, de Vic-sur-Cère et de Saint-Galmier; nous la croyons même préférable.

Les bi-carbonates de soude, de potasse, de chaux et de magnésie sont les éléments principaux de sa minéralisation. Il s'y joint toutefois des chlorure et silicate de soude, un phosphate et un sulfate alcalins, du borate de soude et de la lithine, un peu de fer, infiniment peu, et c'est cette dose minime de fer qui rend cette boisson si agréable, en ne primant point la saveur piquante de l'acide carbonique. On n'y a constaté ni iodure ni arsenic.

Un litre de l'eau de Soultzmatt renferme 2 gr. et plus de principes salins, dont le bi-carbonate de soude compose à lui seul près d'un gramme; et avec cela, de l'acide carbonique libre près d'un volume, « ou environ 2 gr. »

L'eau de Seltz contient moitié moins d'acide carbonique libre, et quarante fois autant de chlorure de soude, ce qui la rend plus âpre et plus salée.

= Boisson rafraîchissante et apéritive (c'est-à-dire qui ouvre les voies d'absorption et d'exhalation), l'eau de Soultzmatt est d'un usage opportun dans les névroses gastriques, surtout dans l'hypochondrie, les pesanteurs d'estomac, les empâtements non douloureux du foie, dans les engorgements d'entrailles.

Ce sont des eaux facilement transportables sans altération, pouvant rivaliser de saveur et d'utilité avec l'eau de
Seltz sans avoir à souffrir de la concurrence, l'eau *naturelle* de Seltz étant moins agréable et coûtant plus cher. ,

— Une autre source peu éloignée de Colmar, mais alcaline et gazeuse comme la précédente, et qui prend le nom
de *Soultzbach*, est comme celle de Soultzmatt employée
dans la gravelle et les malaises gastriques.

Le même département possède, sous le nom de *Watt-
willer*, une autre source dont la composition et les vertus
sont beaucoup plus équivoques, comme aussi son odeur.
Toutefois on l'a crue sulfureuse, et on l'a conseillée dans
les cas d'obstructions viscérales et contre les dartres.

Sylvanès *(Aveyron), à 24 kilomètres de Saint-Affrique,
et au voisinage de Camarès.*

A Sylvanès, jaillissent quatre sources thermales dont la
température se gradue ainsi : deux sources marquent
31° 5, une 3ᵉ 34° 5, et la 4ᵉ 33° c. On fait usage de l'eau
minérale plutôt en bains qu'en boisson : les baigneurs vont
boire à Camarès, dont les eaux sont d'une saveur plus
agréable. Et en effet, celles de Sylvanès, peu chargées
de principes salins, contiennent quatre centigr. (0.04 c.)
de fer crénaté par litre d'eau, près d'un grain ; sans
compter que l'odeur en est sulfurée, ce qui répugne à
beaucoup de malades, qui trouvent plus potables et plus
savoureuses celles d'Andabre et de Prugnes, à Camarès.

= On ne prescrit guère les bains de Sylvanès que pour
des maux externes : les scrofules, les maladies de la peau,
les douleurs des jointures ou arthrites, les tumeurs blanches et quelques blessures, et surtout dans les cas de rhumatismes. Des piscines bien instituées, permettent aux

malades de se baigner en compagnie. On boit en même temps des eaux de Camarès, dont l'éloignement oblige à des promenades qui elles-mêmes sont salutaires, après le bain comme après les libations minérales. Ainsi, ces deux stations se complètent l'une par l'autre, ce qui agrandit le cercle de leur action et de leur clientèle, outre que l'intervalle qui les sépare devient l'occasion d'un exercice favorable.

— Indépendamment des eaux de Sylvanès, de Camarès et de Cransac, dont nous avons parlé, il existe dans la même contrée, des eaux ferrugineuses froides et crénatées à *Cassuéjouls*, à 24 kil. d'Espalion, et des eaux hydrosulfatées ou sulfureuses de deuxième classe (comme celles de Schinznach), à *Villefranche*. L'une et l'autre ne sont encore qu'imparfaitement connues.

Tercis *(Landes), à 8 ou 9 kilomètres de Dax.*

La source thermale de Tercis, qui a de 38 à 39° c., est saline. Elle alimente un établissement hydrologique de quelque importance. Quoique saline, cette eau est onctueuse et exhale une odeur qui rappelle les eaux sulfureuses. C'est vraisemblablement une sulfureuse dégénérée. Prise en breuvage, l'eau de Tercis est quelquefois laxative.

= On en fait usage pour combattre les rhumatismes, de même que pour les affections prurigineuses de la peau. Il est peu de thermes qui procurent le même bien-être.

A des températures très-diverses, et avec quelques variations de composition, la même contrée réunit, sans parler de Dax, d'autres sources minérales, par exemple :

1° L'eau et source de *Pouillon*, eau saline et purgative dont l'usage est conseillé dans les scrofules, les sciatiques et quelques paralysies de cause externe ;

2º Les deux sources de *Préchacq*, dont l'une est froide, l'autre très-thermale, et que fréquentent à peu de frais des rhumatisants. Préchacq possède une piscine ;

3º Les trois sources froides de *Gamarde*, eaux sulfureuses bâtardes dont la principale fontaine, nommée *Boncurron*, est fréquentée par des dartreux, etc ;

4º Les sources de *Saint-Loubouër*, et d'*Espérons*, que desservent plusieurs établissements et qui sont requises dans les mêmes conjonctures morbides que les eaux de la ville de Dax ;

5º Les sources tièdes (25º c.) de *Saubuse*, dont la piscine et les bains *Juannin* sont d'autant plus recherchés, qu'ils sont gratuits ou peu s'en faut ;

6º Les sources thermales (42 à 44º c.), de *Saint-Vincent-de-Xaintes*, nom du premier évêque de Dax, sont fréquentées sous le nom de Baignots, pour les rhumatismes et les engourdissements paralytiques.

Tramesaigues *(Hautes-Pyrénées), à 32 ou 35 kilomètres de Bagnères.*

Source d'eaux sulfureuses iodurées presque froides (20º c.), dont la composition a beaucoup d'analogie avec celle des eaux plus chaudes et plus célèbres de la contrée. L'eau de Tramesaigues marque au sulfhydromètre le même degré que la source Polard de Barèges, c'est-à-dire 6º 9 dixièmes, ce qui porte à environ 0.009 milligr. par litre, la somme du sulfure sodique qui s'y trouve contenu. Sur ses neuf sources principales, Barèges n'en a que trois qui soient plus sulfureuses. Cette eau, à cause de sa basse température, peut être exportée de sa source sans déperdition notable.

═ On en fait usage dans les phthisies catarrhales, les

flux ou écoulements chroniques, et les affections éruptives de la peau.

— On trouve dans la même contrée, l'eau sulfureuse peu différente de *Gazost*, qui cependant contient un iodo-bromure alcalin, de même qu'une dose plus élevée de chlorure de soude, et qui peut être prise avantageusement pour des bronchites et des dartres.

Trébas *(Tarn)*, à 32 *kilomètres d'Albi.*

Source saline froide de peu de réputation, mais utile dans une contrée qui n'en possède pas d'autre.

= On en fait usage, en chauffant les eaux, pour les rhumatismes et les douleurs, en général, dans les névralgies, les engorgements, les scrofules.

Uriage *(Isère)*, à 6 *kilomètres de Grenoble.*

Saint-Martin d'Uriage possède deux sources très-connues du peuple et déjà très-fréquentées, mais qui diffèrent beaucoup entre elles. L'une de ces sources est, non pas positivement sulfureuse comme celles des Pyrénées ou de la Savoie, mais hydrosulfatée et tiède, à peine tiède ; l'autre est tout à fait froide et ferrugineuse. Ces eaux de deux natures si tranchées, confèrent à l'établissement d'Uriage deux aptitudes curatives et en conséquence deux sortes de clientèle. Cela double son succès, qu'accroit d'ailleurs la capacité du médecin et la fortune du propriétaire, hommes de science et de goût tous les deux.

L'établissement d'Uriage, ce que nous regardons comme une condition favorable à la cure, est isolé dans un vallon des Alpes. Il est pourvu jusqu'à la profusion de tout ce qui peut servir à la guérison ou l'aider, appeler, motiver et fixer la vogue. Mille personnes peuvent y loger simultanément, et cent, au moins cent y prendre un bain séparé, à la même heure, tant les baignoires et les eaux sont abondantes. Jamais établissement hydrologique ne redouta moins la concurrence.

L'eau minérale, trop froide pour des bains, a besoin d'un surcroît de chaleur artificielle et appelle à son aide les procédés judicieux de la science moderne. La source hydrosulfatée n'a qu'une température de 22 à 25° c.; c'est dix degrés qu'il est essentiel d'y ajouter. — La minéralisation, au contraire, en est excessive. On y constate par litre jusqu'à *cinq grammes* de résidus de sels à base terreuse la plupart. Evidemment cette haute dose de principes fixes est le fait d'une eau minérale plutôt saline que sulfureuse, bien qu'elle renferme des hydrosulfates et qu'elle ait une odeur de soufre. De pareilles doses de sels jurent manifestement avec la nature sulfureuse du meilleur type.

== Toutefois les eaux d'Uriage sont dignes de leur réputation, à ne les juger que par leur efficacité, par leurs effets thérapeutiques. Elles purgent en même temps qu'elles excitent et tonifient, ce qui est un rare avantage. Le malheur est qu'une telle médication ne peut être que passagère et non durable.

Il est de toute évidence qu'on ne peut prendre que pendant quelques jours une eau qui purge. On conçoit en outre qu'un médicament qui purge a moins d'aptitude qu'un autre à s'insinuer dans les organes, à passer dans le sang et s'assimiler aux humeurs; d'où il faut conclure qu'on ne peut pas beaucoup compter sur ses effets organiques et consécutifs, ou comme on dit en Italie, sur son *action dynamique.*

Cependant, la preuve qu'il en pénètre dans l'organisme, c'est que les eaux d'Uriage abaissent les battements du cœur, vérification irrécusable de leur action fortifiante. Les bains surtout produisent cet effet.

S'il fallait en croire les médecins d'Uriage, leurs eaux seraient propices dans la plupart des maladies chroniques, même *dans l'épilepsie.* Le fait est qu'elles conviennent bien sérieusement dans les scrofules, dans plusieurs écoulements sans irritation, dans les dartres humides et croûteuses, comme aussi dans les congestions, soit du cerveau, soit de l'utérus. Les personnes irritables doivent s'en abstenir, de quelques maux qu'elles se plaignent; et les bains mitigés sont généralement préférables aux bains d'eau pure. On ne se montre jamais trop réservé à Uriage, en fait d'injections utérines, surtout au début du traitement, tant ces eaux stimulantes commandent de prudence.

Nous répéterons en finissant que, pour des eaux stimulantes et purgatives, Uriage s'ingère de la cure d'un trop grand nombre de maladies. La spécialité convient aux médications encore plus qu'aux médecins.

— Au village de Veurey, à quelques kil. de Grenoble, dans la vallée de Sassenage, pas très-loin des sources d'Uriage, on trouve une source sulfureuse secondaire et froide qui a reçu le nom d'*Echeillon.* C'est une eau minérale de peu de puissance, bien qu'on y ait constaté des sulfates et des chlorures, même des bicarbonates, de l'iode, de l'oxyde de fer et jusqu'à du manganèse. Tous ces principes réunis, en y joignant l'acide carbonique, composent tout au plus 0.80 c. pae litre d'eau.

= Mêmes propriétés que les eaux d'Uriage et d'Allevard, mais avec moins d'énergie.

Ussat *(Ariége), à 4 kil. de Tarascon, 25 de Foix.*

Eaux excellentes, quoique peu salines et peu thermales

(de 31 à 38° c.), qui de temps en temps sont exposées aux inondations de l'Ariége. Elles ne sourdent pas par masses, comme ailleurs, mais par un grand nombre de petites sources pouvant suffire chacune isolément à une baignoire ; de sorte que chaque malade, ailleurs qu'à piscine, a sa source particulière qui renouvelle incessamment le bain auquel elle est consacrée. Or chaque source a son degré de chaleur, comme aussi, jusqu'à un certain point, sa composition chimique, ce qui exige de la part du médecin des soins extrêmes, quant à l'appropriation de chaque baignoire à chaque maladie, et même à chaque malade. L'eau d'origine thermale souterraine passe directement dans la baignoire ; en sorte que c'est la nature qui compose chaque bain, sans variation possible du fait du baigneur ou du malade, puisqu'il n'y a là aucun robinet qui dispense à volonté l'eau froide ou chaude.

= Maladies nerveuses et utérines, — suites de couches laborieuses, — ces eaux conviennent principalement aux femmes, aux valétudinaires et convalescents.

L'eau d'Ussat ne contient pas un gramme par litre de principes fixes, dont trois sels de magnésie composent environ moitié. — M. Chevallier y a trouvé assez d'arsenic pour en composer un anneau avec l'appareil de Marsh, et selon le vœu de l'Institut.

Vacqueyras ou Montmirail *(Vaucluse), à 14 kil. de la ville d'Orange,*

L'eau minérale de Vacqueyras jaillit de deux sources bien distinctes et est de deux espèces.

1° La source ancienne, qui est de la classe des sulfureuses hydrosulfatées, porte le nom de source de Vacqueyras ou de *Montmirail,* et c'est à elle seule qu'est consacré l'ancien établissement thermal de la commune. On a constaté dans cette eau jusqu'à trois sulfures et plus de 20 éléments salins où prédominent, non pas les principes sodiques comme aux sources des Pyrénées, mais des sels calcaires et magnésiens, auxquels se trouvent jointes de faibles quantités d'iodure et du principe arsenical. Cette eau est froide (15° c.) ; et l'on n'en compose des bains et des douches qu'en la chauffant artificiellement. Elle a les vertus des eaux sulfureuses de sa classe, et est conseillée pour les dartres, les catarrhes et les rhumatismes sans acuïté.

2° La deuxième source plus nouvelle et expressément saline, prend le nom de *source ou fontaine Verte*. Elle est claire, inodore, mais très-amère, ce qui tient à l'abondance des sels magnésiens qu'elle renferme.

Elle contient des bi-carbonates, des chlorures, de l'alumine, de la silice, de l'iode, de l'arsenic, et jusqu'à de l'ammoniaque, ce qui dénonce quelques intimes rapports entre elle et des substances organiques. Mais ce qui la distingue essentiellement de toutes les eaux salines de la France et la rapproche de l'eau anglaise d'Epsom, c'est l'énorme quantité de sulfate de magnésie, de soude et de chaux qui s'y trouve, des sels de magnésie surtout. On en a retiré au delà de 30 grammes de sulfates cristalisés par litre, somme énorme dont le sel d'Epsom forme à lui seul les deux tiers (20 grammes).

Aussi l'eau verte de Montmirail est-elle purgative ; on ne peut même la comparer, sous ce rapport, qu'aux eaux de Sedlitz, de Seidschultz, de Pullna, d'Epsom ou d'Heilbrunn.

Le docteur Bourbousson, ancien constituant de 1848, est le propriétaire des eaux de Vacqueyras.

N. B. L'établissement de *Gigondas*, situé près de là, a aussi sa clientèle et compte des succès.

Vals *(Ardèche), à* 34 *kil. de Privas, et à* 641 *kil. de Paris.*

Les eaux de Vals sont des bi-carbonatées alcalines d'une saveur un peu acidule, comme conséquence de l'acide carbonique libre qu'elles recèlent.

Comparables à celles de Vichy et de Cusset, par la dose de leurs principes alcalins, les 7 sources bicarbonatées de Vals renferment par litre :

1° La Marquise, en bicarbonates de six espèces (Berth.).	7 gr.	80 c.
2° La Camuse (O. H.).	7	84 c.
3° La Chloé.	5	30 c.
4° La Chrétienne.	5	55 c.
5° La S. Nouvelle	6	10 c.
6° La S. Marie	0	89 c.
7° La S. Victorine.	3	34 c.

Outre les bicarbonates dont plusieurs de ces sources sont plus richement pourvues même que celles de Vichy, on y a constaté, mais en petites quantités, la présence de sulfates, de chlorures, de silicates et d'un phosphate, comme aussi la présence du fer et du manganèse, sans la moindre trace d'arsenic.

Mais cet arsenic, absent de ces sept sources alcalines, se trouve en assez hautes doses dans la huitième source (*la Dominique*), qui se compose d'une eau sulfatée très-ferrugineuse dont les principes, encore mal connus et incomplétement isolés, ne s'élèvent pas tous ensemble à deux grammes. Le fait est que cette source la Dominique a produit quelques accidents et qu'elle inspire de la défiance, ce qui peut tenir aux trois milligrammes d'arsenic que paraît réaliser un litre de son eau.

Quant aux sept sources principales de Vals, elles sont manifestement la plupart, plus alcalines que celles de Vichy, nous le répétons. Malheureusement elles sont froides, et leur abondance ne répond pas à leur efficacité. Une seule source, la Victorine, fait exception pour la quantité d'eau; elle est la plus abondante, mais aussi bien moins alcaline que les cinq premières. On prend donc peu de bains à Vals, mais on trouve aux sources affluence de buveurs. Outre cela, il s'exporte de cette eau des quantités considérables, et les cinq ou six propriétaires des sources ne sont pas les plus mal rentés de cette contrée. La source *Marie*, qui est la moins alcaline des sept, est incomparablement la plus agréable à boire.

== A l'égard de leurs propriétés et vertus, les eaux de Vals ne le cèdent en succès ni à celles de Vichy, ni à celles de Bussang, principalement pour les affections et les fatigues de l'estomac, les flux chroniques et la gravelle. Les maux qu'elles ne guérissent pas, elles les adoucissent, les soulagent.

— Les eaux de *Desaigues*, qui jaillissent dans la même contrée, ne diffèrent de celles de Vals que par la plus grande proportion de chlorure sodique qu'elles renferment.

On y trouve collectivement 5. 20 c. de principes par litre, sels parmi lesquels le bicarbonate de soude compte seul pour 4. 60 c.

== Elles sont de même employées pour la gravelle, la dyspepsie, l'hypochondrie, l'hysterie, et les lenteurs de digestion.

Ces eaux furent connues des Romains, au temps de

l'empereur Constance Chlore au début du IVe siècle, ainsi
que l'attestent des médailles déterrées dans la localité.

Vaugnières (*Drôme*), *commune d'Aurel, à 12 kil, de la
ville de Die.*

Eau gazeuse calcaire, bicarbonatée et ferrugineuse cre-
natée, comme celles de Condillac, dont elles diffèrent peu.

La source a reçu le nom de *Fons Bourdonyre*. L'iode
y est manifeste, et elle contient en bi-carbonates et chlorures, plus d'un gramme 1/2 de principes fixes par
litre (1. 50. c.).

== C'est une eau qui convient pour les affections gastriques et viscérales ; on la fréquente pour des flux chroniques et des engorgements de diverse nature.

— La même contrée possède d'autres sources entre
lesquelles les Dauphinois peuvent choisir ; et d'abord l'eau
ferrugineuse, froide et gazeuse de *Pont-de-Barret*,
dont on compare la saveur à celle de l'eau de Saint-
Galmier ; c'est de la partialité. Elle ne contient ni iode, ni
manganèse ni arsenic, ce qui n'empêche pas d'en user
pour quelques maux d'estomac.

Il y a près de Nyons les deux *sources de Montbrun*.
Ce sont des eaux sulfureuses froides et de seconde main.
Il est vrai qu'on y trouve de la sulfuraire, ce qui est un
excellent signe ; mais c'est en vain qu'on y a cherché un
sulfure de soude. Elles prennent origine dans le plâtre, et
c'est tout dire. Dans les plâtrières exploitées de Montbrun, on trouve des flaques d'eau sulfureuse, comme
l'eau des sources, preuve que ce sont des eaux sulfurées
par contact et par réaction. Toujours est-il qu'elles contiennent un sulfure calcaire comme celles d'Enghien, etc.,
et qu'elles ont montré de l'efficacité dans les maladies de

la peau, dans les rhumatismes et dans les myélites sans douleurs, c'est-à-dire dans les paralysies vertébrales, si cela
peut se dire. Elles marquent d'ailleurs au sulfhydromètre,
l'une 4, l'autre 8°, ce qui dénote de 5 à 10 milligr. d'un sulfure non sodique. Ces eaux d'ailleurs déposent des *Boues*,
dont il est fait usage comme à Dax, à Bourbonne et Saint-
Amand. Montbrun possède un établissement de grande importance, et l'on peut lui prédire une grande prospérité.

Enfin on trouve à *Propiac*, à quelques kil. de Nyons,
41 sources froides, médiocrement salines et pourtant purgatives, à l'exception d'une qui est salée et que fréquentent
avec profit les scrofuleux et les paralytiques.

Vernet (*Pyrénées-Orientales*), à 12 *kil. de Prades.*

On voit sourdre à Vernet 10 sources sulfureuses thermales dont la température diffère de l'une à l'autre depuis
32° c. jusqu'à 58., et qui au sulfhydromètre témoignant
de leur puissance sulfureuse, marquent de 1 à 9 degrés
(ce qui représente 0, 001 à 0, 011 milligr. de sulfure).
C'est le sulfure sodique qui par-dessus tout les rend
virtuelles.

═ Les eaux de Vernet, dont la réputation est bien établie, sont conseillées pour les bronchites persistantes, les
catarrhes anciens, les phthisies dites catarrhales, c'est-à-
dire sans tubercules. On les prescrit encore dans les
affections dartreuses, les flux chroniques, les paralysies
non cérébrales, dans de certaines sciatiques et autres névralgies, ainsi que pour d'anciens rhumatismes, espèces de
paralysies inachevées.

Dans les deux ou trois établissements hydrologiques de
Vernet, on trouve bains séparés, douches, piscines et
buvettes, et de plus des salles d'aspiration, les premières

fondées en France, et dont les unes sont chauffées et alimentées par les exhalaisons d'une source à 58°; et d'autres par une nouvelle espèce de calorifère. Au moyen de ces eaux vaporisées et aspirées, on a vu de graves affections de poitrine s'amender et prendre le chemin de la guérison. C'est aussi grâce à ces vapeurs comme à une multitude de soins de détail, que des poitrinaires légitimement inquiets peuvent passer l'hiver à Vernet et ne point discontinuer le traitement thermal.

L'eau de Vernet fut à la mode il y a vingt ans, par le séjour que fit près des sources Ibrahim-Pacha, fils de Méhémet-Ali, vice-roi d'Egypte, et surtout par les ordonnances réitérées du docteur Fr. Lallemand, médecin du prince et homme d'esprit et d'imagination.

Ces eaux, fort stimulantes, surtout au début du traitement, doivent être prises avec d'extrêmes précautions; il est essentiel que tout d'abord on les mitige.

Vic-sur-Cère *(Cantal)*, à 16 *kil. d'Aurillac.*

Deux sources froides d'une eau minérale bi-carbonatée, gazeuse et saline. Chaque litre renferme environ 5 gr. 1/2 (5. 50 c.) de principes salins, et de plus un demi-volume d'acide carbonique. Analogue à l'eau de Seltz, l'eau de Vic est gazeuse et plus alcaline qu'elle. On y a constaté de l'arsenic à l'état d'arseniate soluble.

= L'eau de Vic-sur-Cère est une boisson agréable et un vrai remède qu'on donne pour les maux d'estomac, les affections gastriques et l'hypochondrie. Elle convient de même dans les catarrhes de l'utérus et de la vessie, pourvu qu'ils soient chroniques. Elle a été utile dans la gravelle et dans quelques convalescences laborieuses.

Les habitants de la localité en font leur boisson habituelle. Cependant il faut le remarquer, comme habitude, cette boisson ne peut être que nuisible, une eau minérale n'ayant pas les qualités dissolvantes et circulantes de l'eau potable. Un remède excellent devient de la sorte une boisson malsaine. Qui dit remède indique une substance dont l'usage doit être spécial, exceptionnel et temporaire. Le vin qui est un remède puissant pour le paysan Normand ou Breton, ne peut l'être au même degré pour le vigneron de la Bourgogne ou du Bordelais, si le vin prescrit n'est d'une qualité supérieure et inaccoutumée.

Vichy-les-Bains (*Allier*), *à 24 kil. de la Palisse, et 348 kil. de Paris.*

L'affluence est telle aux eaux de Vichy, qu'on y compte jusqu'à 30 hôtels et 28 médecins, non compris le digne inspecteur, l'aimable et savant docteur Alquié.

Les eaux de Vichy sont des eaux alcalines, bi-carbonatées, peu gazeuses, où le fer n'entre qu'en de faibles proportions. Nous reviendrons sur leurs principes constituants.

On compte 10 sources à Vichy, sans y comprendre ni les sources de Cusset que dessert un vaste établissement, ni celles de Saint-Yorre qui n'appartiennent pas non plus à l'État, ni la source d'Hauterive près de laquelle malgré son importance, il n'y a nul établissement, et dont on n'use qu'en breuvage.

Voici les noms et les températures de ces 10 sources :

1° Nouvelle source des Célestins (sondages).   16°c. ..
2° Source des Dames, route de Cusset. . . 16. 1/2
3° Source Lardy. 25. 55
4° Source ancienne et naturelle des Célestins. 15. 24
5° Source François Brosson (par sondages). 23. 85

6° Source Lucas (nom de l'ancien médecin). 28. 85
7° Source de l'Hôpital. 31. 22
8° Source de la Grande-Grille. 33. 60
9° Source Chomel. 43. 85
10° Le grand puits Carré. 45. 67

Donc, aucune de ces sources n'est complétement froide, puisqu'elles dépassent toutes 15 degrés thermométriques; mais aucune non plus n'est brûlante, puisque pas une ne témoigne d'une température supérieure à 46°. Si l'on veut absolument nommer thermales les eaux dans lesquelles on peut se baigner sans souffrir, on compterait dans ce cas cinq sources thermales à Vichy, mais il n'en est vraiment qu'une dont la chaleur naturelle convienne aux bains (celle qui a tout près de 34° c.). Deux trop chaudes ont besoin d'être refroidies ou mitigées, et 7, trop froides ou seulement tièdes, réclament un supplément de calorique.

Dans l'espace de 30 années, trois des sources ont perdu de leur chaleur, et trois autres sont devenues un peu plus chaudes (A. Chevallier).

L'eau de toutes ces sources contient du bi-carbonate de soude dans une grande proportion, et toutes de l'arseniate de soude dans des proportions si minimes, qu'on ne le constate, avec quelque certitude, que dans le dépôt des sources, principalement à l'anci enne source des Célestins, qui en conséquence serait de toutes la plus arsenicale. Toutefois les chimistes les plus experts n'en évaluent pas la dose au delà d'un milligramme par litre d'eau. On y a de même signalé des iodure et bromure de soude.

Sans entrer dans des détails superflus sur chacun des principes, nous dirons qu'on a trouvé dans ces eaux jusqu'à 23 ingrédientsde toute espèce, air et gaz comptés.

Voici, pour quelques sources, la somme intégrale des éléments, comme aussi la proportion dans laquelle s'y trouve le bi-carbonate de soude.

Nous mettons d'un côté la somme entière des principes, et en vis-à-vis la proportion du bi-carbonate de soude.

	(pour un litre d'eau).	
Source ancienne des Célestins.	8 g. 24 c.	5 g. 41
Source nouvelle des Célestins .	7 68	5 14
Source des Dames, près Cusset.	6 30	4 83
Source de Cusset. (S. Elisabeth).	7 20	5 20
Eau de Saint-Yorre. . . .	6 80	4 82
Source François Brosson . .	5 69	4 48
Source Lardy.	5 51	4 23

Et dans les autres sources, des doses peu différentes. Six des sources ont une odeur sulfureuse provenant d'un gaz hydrogène qu'y a constaté M. E. Baudrimont. La source Lucas est la plus sulfureuse, aussi a-t-on trouvé à la surface de la sulfuraire, indépendamment d'autres conferves moins caractéristiques et plus communes.

Les théoriciens ont beaucoup conjecturé au sujet des eaux de Vichy. Ils ont dit que si ces eaux venaient du ciel puis de la terre, par infiltration, elles contiendraient de la potasse ; mais que la soude qu'on y trouve abondamment semble attester qu'elles proviennent de la mer.

== L'eau de Vichy est ordonnée dans un grand nombre de maladies, et se montre efficace dans plusieurs. Un des médecins de Vichy énumère ou mentionne collectivement jusqu'à 55 maladies pour lesquelles les eaux de Vichy sont d'un usage prospère. Un autre des médecins actuels n'en compte et n'en signale que 24.

Le fait est qu'elles ont de bons effets, sauf les contre-indications et les incidents, dans la gravelle, dans les coliques néphrétiques pas trop aiguës, et les affections non fébriles du foie et de l'estomac. Leurs bons effets sont prompts et manifestes dans le cas de dyspepsie ; leur efficacité a moins de constance dans les gastralgies. Telle est au moins la conviction du docteur Durand Fardel. Elles conviennent dans les calculs du rein et ceux du foie, dans un certain nombre d'affections hépatiques et vésicales ; mais la convenance en est encore controversée en ce qui concerne la goutte même indolente et le diabètes. — On sait pertinemment que l'eau de Vichy est nuisible et qu'elle pourrait devenir périlleuse dans la phthisie pulmonaire, dans les cas de squirrhe et de cancer, dans les anévrismes du cœur et les hydropisies. Elle ne convient pas davantage dans le scorbut et pour les scrofules. On l'a vue aggraver jusqu'à l'apoplexie des congestions cérébrales, et d'autres fois devenir l'occasion d'une hémoptysie. On a cru remarquer qu'elle avait causé des vertiges, et précipité les progrès de la surdité et peut-être de la cataracte. — Il est de règle de s'en abstenir dans toute inflammation comme dans la plupart des névralgies, et la même abstention est requise dans tous les cas d'extrême pléthore.

On a cité pour Vichy cent une guérisons sur 615 malades.

On conseille ces eaux dans toute espèce de calculs, dans ceux du foie comme dans ceux du rein ou de la vessie, principalement après s'être assuré, au moyen d'une sonde habile, de leur volume et de leur composition, ainsi que nous l'avons dit à l'article Contrexeville. Un des médecins de Vichy, M. Villemin, a publié leurs heureux effets dans les engorgements *mous* et non *phlogosés* de l'utérus. Et quant à la goutte, que le docteur Charles Petit combattait avec tant de confiance au moyen de ces eaux, un

des médecins actuels affirme que de pareilles guérisons,
quand on les obtient, ne durent jamais plus de 4 années,
ce qui serait certes déjà fort important.

Le même et savant praticien fait sur la goutte l'obser-
vation curieuse que voici : sur 40 attaques, on en voit
20 s'attaquer au pied gauche; 12, au pied droit; et 8 simultanément aux deux pieds. De tels résultats, si vraiment ils sont constants, donnent à réfléchir sur les causes
de cette maladie.

En temps d'orage les gaz s'évadent des sources à raison de la plus grande légèreté de l'atmosphère, conjoncture
qui rend le corps si lourd et la respiration moins facile.
Les eaux alors sont donc moins gazeuses, plus lourdes,
d'une digestion conséquemment plus difficile. Déjà le docteur Lucas en avait fait la remarque, mais la remarque
empirique, et non rationnelle.

Ceux qui prennent les eaux ou les bains de Vichy ont
la plupart les urines alcalines, d'acides qu'elles sont naturellement.

C'est en effet par les reins et avec les urines que sortent les sels de soude, ainsi qu'il en est pour bien d'autres substances, et ainsi qu'Orfila en avait cité de remarquables exemples. Cette alcalinité se remarque surtout en
ceux qui ne prennent les eaux qu'avec modération. Il
en est de même pour beaucoup d'autres médicaments,
dont les petites doses sont celles qui s'infusent le mieux
dans le sang et qui pénètrent le plus profondément l'organisme.

Il a parfois suffi d'une diarrhée pour rendre aux urines
leur acidité première. Alors en effet, l'absorption du liquide n'a plus lieu, la membrane exhalante n'absorbant
plus ; et d'ailleurs, directement rejetée par les intestins,

l'eau minérale n'entre plus dans les vaisseaux et ne se mêle plus au sang ni par conséquent aux humeurs, dont le sang est l'unique source.

La clinique démontre plus sûrement que la chimie les propriétés et les vertus des eaux de Vichy. En agissant sur l'estomac, et se mêlant au sang dont chaque organe reçoit sa part, ce médicament puissant étend son action sur le corps tout entier, et directement par le sang, et par la solidarité et le rejaillissement vital de l'estomac, dont l'influence s'universalise dans toute l'économie. La guérison procède plus fréquemment par la santé générale qui s'améliore, que par la réintégration initiale de la partie localement atteinte et souffrante.

Il a été noté à Vichy, que les maladies du foie s'améliorent d'autant mieux et d'autant plus vite qu'elles sont escortées d'ictère, de jaunisse. Les eaux alors ont plus d'action. Le pourquoi serait difficile à dire, mais enfin c'est un fait. Au reste, chaque source à sa clientèle dont les traits sont caractéristiques. Il y a la source des graveleux, qui sont colorés et ordinairement gais et pléthoriques; la source des ictériques et des hypochondriaques, qui ne sont ni gais ni vermeils ; la source des chlorotiques et celle des goutteux, etc. Un des excellents médecins de Vichy a écrit là-dessus, si notre mémoire est fidèle, une page fort pittoresque.

Les sels de l'eau de Vichy pris à l'état de bicarbonates, sont rejetés avec les urines à l'état de carbonates : preuve qu'ils ont exercé une action chimique et qu'ils ont agi, puisqu'ils ont perdu.

— Quand le gouvernement de 1830 eut concédé aux frères Brosson, au prix et bail de 26 mille francs annuels, la jouissance des sources et de l'établissement thermal de Vichy, l'inspecteur d'alors, le célèbre docteur Prunelle, opposé à cette concession à titre de ferme, jeta sur le papier, au crayon (quelques années après, en 1838), les mots suivants, dans le but de prouver à l'administration préfectorale l'énorme et prétendue faute qu'elle avait commise. Cette note, composée de chiffres, la voici :

« 1,707 familles à 2 personnes l'une, ou 3,414 bai-
« gneurs ou visiteurs, malades ou non.

« Bains de cabinets. 33,332
        «   à l'hôpital.   6,225
« Douches ascendantes.   1,200
« Eaux expédiées à l'extérieur (bouteilles). . 99,054

Savoir :

« Source de la Grande-Grille. . 70,531
        «   des Célestins. . . 18,580
        «   de l'hôpital. . . 9,943

« L'eau vendue 40 cent. la bouteille, au lieu de 15 cent.
« qu'on la vendait depuis 100 ans. Inconvénients qui en
« résultent pour 4 à 5 départements limitrophes.

« Produit de la ferme en numéraire :
« Pour 39,557 bains,   fr.
        «   défalcation faite des accessoires, . . 39,557
« Pour 1,200 douches ascendantes.   600
        «   linges et profits.   9,889
        «   99,054 bouteilles exportées. . . 39,621
        «   location des salons.   2,400
        «   donc, recettes de. 92,067
        «   fermages. 26,600
        «   boni 65,467
« L'État paye tous les frais d'exploitation.

« N. B. — Ferme : opération désastreuse pour le

gouvernement, » murmurait enfin Prunelle, qui s'adressait au préfet de l'Allier, le fameux Charles Dunoyer.

Aujourd'hui, voyant tous les anciens chiffres si démesurément surpassés et métamorphosés, chiffres de recettes et chiffres de fermages, le docteur Prunelle, nous nous le persuadons, reconnaîtrait sincèrement son erreur de 1838. Il avait compté sans M. Lebobe et sans l'Allier.

Villecelle *(Hérault), à 33 kil. de Béziers, dans la commune de Mourcayrol, près de Bédarieux.*

La nouvelle source de Villecelle, voisine de celles de *Lamalou*, n'a qu'une température insuffisante pour des bains (27° c.), et ne contient par litre d'eau qu'un gramme vingt-deux centigr. (1.22 c.) de principes fixes : sulfates, bicarbonates, chlorures, silicates, phosphate d'alumine, crénate de fer, matière organique, avec manganèse et arséniate non douteux. Le fer, s'y rencontre à la dose de trois cent. par litre (0.03 c.), proportion généralement plus favorable que des quantités supérieures. Ici ce sont les bicarbonates qui dominent sur les autres sels, autre caractère de bon]'augure. Cette eau renferme d'ailleurs une grande quantité de gaz acide carbonique, aussi s'administre-t-elle surtout en boisson.

== On conseille l'eau de Villecelle pour les gastralgies et la dyspepsie. Elle a quelquefois soulagé des névralgies pures, sans névrites ni phlegmasies.

Villeneuve *(Pyrénées-Orientales), à 55 kil. de la ville de Prades.*

Ce village de Villeneuve possède des sources thermales sulfureuses qui portent le nom de *Las Escaldas* (eaux chaudes), et dont Anglada, par ses études, a augmenté la réputation déjà ancienne.

Ces eaux doivent être mises au rang des plus faibles de leur classe. Elles proviennent de trois sources, dont deux sont utilisées. Chacune a son établissement séparé. L'une d'elles est d'une telle abondance qu'elle pourrait alimenter des bains fort nombreux, ce que ne comportent guère les routes et l'état financier de la contrée. Toutefois, là sont réunies et amplement abreuvées de larges piscines collectives, des baignoires séparées, des appareils à douches, une buvette, en même temps que les sources dispensent avec profusion des immersions gratuites aux indigents du département.

Les deux sources employées n'ont pas une même température ; la petite source ne marque que 33 c. de chaleur, tandis que la grande en manifeste 42. La petite source, bien que la moins thermale, est d'un tiers plus minéralisée que la grande. Sauf la proportion des éléments salins, les sources de Las Escaldas sont analogues aux sources de Vernet et d'Amélie-les-Bains ; on leur attribue des vertus approchant semblables.

== Elles sont fréquentées par des dartreux, des scrofuleux, des paralytiques et des rhumatisants. Telle est leur clientèle la plus nombreuse. On s'y rend aussi, non sans soulagement, pour des bronchites chroniques, des catarrhes, mais principalement pour ces sciatiques escortées de faiblesse qui sont comme un premier degré de paralysie.

— Il se rend à Escaldas un certain nombre de malades espagnols, comme à Nossa, à Olette et à la Preste.

Vinça *ou* **Nossa** *(Pyrénées-Orientales),à* 10 *kilomètres de*
Prades.

Ces eaux sulfureuses sont trop peu abondantes pour
alimenter un grand établissement, et trop voisines de
Vernet et de Molitg pour être très-fréquentées. Leurs
bains sont d'ailleurs moins onctueux, moins agréables que
ceux de Molitg, parce qu'en effet elles renferment moins
de barégine ou glairine.

Mais elles sont plus riches en sels de soude et moitié
moins chargées d'éléments calcaires, ce qui les recommande à l'attention des praticiens éclairés.

= On les a conseillées à des valétudinaires, comme
aussi à des enfants menacés du carreau.

— L'endroit d'où sourdent les sources, se nomme
Nossa. C'est un hameau dépendant de Vinça.

Viscos *(Hautes-Pyrénées), commune de Luz, à* 16 *kilo-*
mètres d'Argelès, et au voisinage de Saint-Sauveur.

Source d'eau froide hydrosulfatée comme celles d'Enghien, et ne contenant par litre qu'un demi-gramme de
principes fixes (0.50), dose minime qui la rapproche un
peu des vraies eaux sulfureuses, toujours moins chargées
de principes salins que les eaux de nature douteuse. On y
a trouvé du sulfure de calcium. Cette source de Viscos
aurait bien plus de valeur, si elle n'était pas si proche voisine de la source de Saint-Sauveur et de celle de la Hontalade, à laquelle l'inspecteur de Saint-Sauveur a quelquefois opposé et préféré celle de Viscos, non pour des
bains, mais comme boisson.

= Les eaux de Viscos ont les mêmes propriétés, les
mêmes vertus que celles de Cambo, d'Enghien et de Bagnoles (Orne).

— Outre cette source hydrosulfatée, ou sulfureuse de deuxième ordre, il existe à Viscos une source ferrugineuse, connue dans la contrée sous le nom de source *Bué*.

Il n'est pas rare que les baigneurs de Saint-Sauveur aient recours à cette eau ferrée, dont quelques maladies sexuelles requièrent l'usage.

En deçà de Viscos, et plus près de Saint-Sauveur, il existe une autre source froide et sulfureuse fort équivoque, qui a reçu le nom de source *Visos*. Plus d'une fois le docteur Fabas l'a mise, elle aussi, à contribution.

Une autre source de la même contrée et du même voisinage, dont les baigneurs de Saint-Sauveur font quelquefois usage d'après l'avis de l'inspecteur, c'est la source nommée *Saligos*. L'eau en est ferrugineuse et froide.

Vittel *et* **Outrancourt** *(Vosges)*, *près de Contrexeville,*
à 24 kil. de Mirecourt.

Les trois sources de Vittel sont différentes de nature et de composition, et fort abondantes. On évalue à 18 mille litres la quantité d'eau qu'elles débitent toutes les heures. Il serait donc possible d'y donner chaque jour au delà de 1,000 grands bains de 400 litres. On connaît des eaux fort célèbres qui ne sont pas certes dans des conditions aussi favorables.

« Par leur nature chimique, disait le rapporteur de l'Académie de médecine, les eaux de Vittel justifient l'opinion qu'on a depuis longtemps de leurs vertus. Elles nous ont paru, poursuivait-il, dignes d'un grand intérêt, à cause de la nature variée de leur composition chimique, et parce que les trois sources, de vertus différentes, l'une

étant diurétique, l'autre laxative, et la troisième ferrugineuse, groupées comme elles sont dans le même établissement, offrent de précieuses ressources à la thérapeutique. »

La première, la *source Vittel*, est alcaline. Elle a quelque ressemblance avec les sources de Bussang et celles
des Tonnelets à Spa.

— Elle a de l'efficacité dans la gravelle, les maladies
des reins et de la vessie; dans les engorgements de la
prostate, et la goutte atonique.

Voilà pour la source Vittel.

La 2e source, du nom de *Marie*, est saline et magnésienne, conséquemment laxative. Elle a quelque analogie
avec les eaux de Niederbronn.

— On la conseille dans les affections chroniques des
organes de la digestion, et particulièrement quand ces
maladies se compliquent d'une constipation opiniâtre. On
va jusqu'à la regarder comme antiphlogistique.

Enfin la 3e source, celle *des Demoiselles*, se rapproche beaucoup des eaux de Forges, pour la composition et
les propriétés.

— On la fréquente pour la chlorose et l'atonie de l'estomac, dans les digestions maladivement laborieuses.

Les eaux de Vittel et d'Outrancourt sont moins salines,
moins magnésiennes, et pourtant plus purgatives que
celles de Contrexeville. Elles passent pour plus digesti-
bles; on prétend que l'estomac s'en lasse moins.

Le propriétaire de Vittel a sollicité du gouvernement,
sans l'avoir encore obtenue, l'autorisation, quant à l'exportation plus économique de ses produits, de substituer à
l'eau de Vittel le dépôt ferrugineux et ocracé que cette
eau forme et précipite aux fontaines. A ce sujet le minis-

tère a naturellement consulté l'Académie de médecine.
Mais comme on trouve fréquemment de l'arsenic dans les
eaux de la classe des ferrugineuses, et comme cet arsenic,
toujours à dose minime et innocente dans l'eau même,
abonde parfois jusqu'au péril dans son dépôt, on comprendra la répugnance qu'a montrée l'Académie à conseiller au
ministre compétent d'accorder l'autorisation qu'on sollicite. On a dû se souvenir des dépôts très-arsenifères de la
Seybouse, en Algérie, et de la source Dominique à Vals.

— Les eaux de *Martigny-les-Lamarche*, qui jaillissent dans les mêmes contrées, ont des propriétés comparables à celles de Vittel et de Contrexeville, beaucoup
plus connues qu'elles.

Elles renferment du fer et de l'arsenic, et sont laxatives.

15.

NOTES COMPLÉMENTAIRES

Eaux minérales où l'on peut se baigner en toute saison, même l'hiver.

Eaux de Vernet.
—   d'Amélie-les-Bains.
—   de Cambo.
—   de la Malou.
—   de Vichy même.

Lieux où l'on trouve des salles d'inhalation ou d'aspiration. — Eaux vaporisées ou poudroyées.

1. A Bagnères de Bigorre ;
2. A Allevard, dans l'Isère ;
3. A Vernet, où l'initiative a été prise il y a 16 ans.
4. A Cauterets ;
5. Au Mont-Dore ;
6. A Amélie-les-Bains ;
7. A Pierrefonds, dans l'Oise ;
8. A Enghien (imitation de Pierrefonds) ;
9. A Aix-les-Bains (Savoie) ;
10. A Royat, en Auvergne.

Eaux dont les boues ou le dépôt sont employés comme topiques.

A Absac (Charente);
A Barbotan (Gers) ;
A Bourbonne-les-Bains ;
A Aurensan (dans le Gers);
A Dax (Landes) ;
A Montbrun (Drôme) ;
A Néris (Allier) ;
A La Roche-Posay (Vienne) ;
A Saint-Amand, par-dessus tout (Nord) ;
A Panasson (Dordogne) ;
Et quant aux eaux de l'étranger dont nous parlons,
A Louëche;
A Viterbe.

Eaux qui ralentissent le pouls.

Les eaux de Bagnols (Lozère);
   — de la Malou (Hérault) ;
Les sources de Salut et du Foulon, à Bagnères ;
La source ou Bain Ferras, à B. de Luchon.

Les sources de Barèges ;

—   de Barzun.

La source de l'Esquirette (aux Eaux-chaudes).

Les eaux de Niederbronn ;

—   de Bains ;

—   de Plombières ;

—   de Saint-Sauveur ;

—   d'Uriage (Isère). Expériences du docteur V. Gerdy, en 1841 ou 42.

Nous pensons que c'est à tort qu'on a donné à de telles eaux le nom d'*hyposthénisantes* (Voir page 92).

Liste des eaux minérales où l'on a découvert de l'arsenic, au moyen de l'appareil de Marsh.

Eaux d'Hamman-Mez-Khoutine, dans lesquelles la première découverte de l'arsenic fut faite, par **M. Tripier**.

Dans les eaux de Wiesbad ;

—   d'Ems ;

—   de Pyrmont ;

—   de Schwalbach ;

—   de Rothenfels ;

—   de Teinach, et dix autres eaux d'Allemagne, où il fut signalé par **M. Walchner**, qui émit l'opinion qu'on trouverait de l'arsenic dans toutes les eaux contenant du fer ou du cuivre.

Dans les eaux de Bagnères de Bigorre, par le docteur Lemonnier, inspecteur.

Dans les eaux de Cassuéjouls et à l'établissement du Cayla, à Camarès, par M. O. Henry.

Dans l'eau de Château-Gontier, par le docteur Bayard.

Dans les eaux minérales de Kissengen et de Bruckenau, par M. Buchner.

A Bussang,

A Châtenois,

A Soultzbach,

A Soultzmatt,

A Wattwillers,

A Niederbronn.

Et dans la bonne fontaine de Metz, par MM. Chevallier et Schaueffèle.

Dans l'eau de Villecelle, près la Malou, par M. Audouard de Béziers.

A Martigné-Briand, dans l'Anjou, par le docteur Ménière.

MM. Chevallier et Gobley en ont de même trouvé dans les eaux de Royat ;

d'Hauterive ;

de Provins ;

d'Hermonville ;

A Martigné-Briand, où ils l'ont obtenu en anneau ; et dans toutes les sources de Vichy.

Ils n'en ont trouvé ni à Enghien;

Ni à Contrexeville ;

Ni à Châteldon ;

Ni à Forges, eaux carbonatées et crénatées ;

Ni à Pougues ;

Ni à Passy, ni à Cransac, qui ne renferment que des sulfates ;

Ni à Saint-Alban ;

Ni à Saint-Alyre ;

Ni à Saint-Amand, dans les Eaux ni dans les *Boues*.

Mais ils ont pu en constater dans les sources de Saint-Mart ;

Dans celles de Jaude ;

A Bains, dans les Vosges ;

A Bourbonne ;

Au Mont-Dore et dans les 9 sources de Spa.

A Plombières, M. Caventou en a trouvé à la source de la *Bourdeille*.

Là où l'eau minérale offrait à peine des traces d'arsenic, on a retrouvé très-nettement, et à grande dose, cet arsenic dans les dépôts.

C'est ainsi que M. Lassaigne en a signalé dans les dépôts de Vichy à doses bien plus sensibles que dans les eaux.

M. Thénard, en précisant l'état salin de l'arsenic, ses combinaisons et ses doses infinitésimales, a par là tranquillisé la clientèle timorée des eaux arsenicales.

M. Poggiale est arrivé pour Vichy, au même dosage que M. Thénard pour le Mont-Dore, c'est-à-dire à un milligramme d'arseniate soluble par litre d'eau.

M. Lassaigne par des expériences directes faites sur des animaux, a démontré que même les dépôts, quoique bien plus chargés d'arsenic que les eaux dont ils proviennent, n'empoisonnent jamais, résultat négatif que ce savant homme attribue à ce que le peroxyde de fer, contre-poison de l'arsenic, l'escorte presque partout.

Si jamais il survient des accidents, ce sera le fait du crime, profitant de la présence avouée d'une substance toxique pour en outrer la dose jusqu'au péril.

Température des sources thermales
et ses variations.

Chaudesaigues.   80°

Ax (quelques unes de ses 63 sources).   75°

Amélie-les-Bains (Pyr.-Or.)   61°

St-Antoine-de-Guagno (Corse).   57°

Bagnères (S. de Théas et des OEufs), etc.   51°

Depuis 1754, époque où Carrère écrivait, jusqu'à 1818, où Anglada étudiait les eaux des Pyrénées-Orientales, exception faite de quelques sources qui ont perdu, assure-t-on, de 4 à 10 degrés (ce qui n'est pas certain) la température de la plupart n'a pas changé. Exemples à l'appui de cette assertion :

Le docteur Michel Bertrand, depuis quarante ans qu'il était au Mont-Dore, n'avait pas vu la température des sources varier d'un seul degré.

Arago, depuis cinquante ans non plus, quant aux eaux des Pyrénées-Orientales, sa patrie ; MM. Longchamp et Fontan, non plus, quant aux grandes eaux des Pyrénées.

Berzelius trouva aux sources de Carlsbad, en 1822, nommément au *Sprudel*, la même température qu'avait constatée Becker en 1770, c'est-à-dire après cinquante-deux ans.

M. Chevallier, qui a pu comparer 21 sources a cru voir, contrairement à ce qui précède, que plusieurs sources varient pour la chaleur, non-seulement en quelques années, mais d'une année, et même d'une saison à l'autre.

Voici les noms de quelques-unes de ces 21 sources.

Bagnères.	Gréoulx.
Bains.	Evaux
Bourbonne.	Balaruc.
Luxeuil.	Rennes (Aude).
Chaudesaigues.	Bourbon Lancy.
Barèges.	Châteauneuf.
Allevard.	Une des sources de Vernet.
Aix en Provence.	

Sur les 21, 13, selon cet excellent observateur, ont baissé, et 8 ont monté, température parlant.

———

Au puits de Grenelle, à 47 mètres de profondeur, l'eau marquait 27 degrés de température, ce qui surpassait la proportion que nous avons posée dans *les Vues préliminaires,* p. 12.

Maladies qui motivent l'usage des eaux minérales.

Maladies de la peau et des jointures.
   — de l'estomac, sans phlogose.
   — des intestins.
   — du larynx et des poumons.
Catarrhes, flux chroniques.
Tumeurs, adénites, engorgements.
Caries, ulcères, fistules.
Exostoses, périostoses.
Douleurs nocturnes, syphilides.

Rhumatismes, arthrites.

Névralgies, sciatiques.

Tumeurs blanches, coxalgies.

Calculs du foie, du rein et de la vessie.

Goutte, gravelle.

Phthisie pulmonaire au début, asthmes, etc.

Erysipèles réitérés.

Paralysies, hémiplégies, paraplégies.

Tremblements, instabilité nerveuse.

L'usage des eaux est requis par-dessus tout dans les affections suivantes :

Scrofules, carreau, gonflements glanduleux, goîtres, scorbut, hémorrhagies passives, chlorose, anhémie, dysménorrhées, aménorrhées, leucorrhées, urétrites, utérites, engorgements, obstructions, tumeurs internes indolentes, vers, tœnia, engourdissements, myélites chroniques, constipation extrême, dyspepsie, gastralgie, gastrites chroniques, maladies de la peau, rhumatismes, fausses ankyloses, douleurs.

Présages de guérison du fait des eaux.

Picotements, fourmillements, douleurs, dans les paralysies.

— Douleurs accrues dans le rhumatisme.

— Toux, moins sèche dans la phthisie et les catarrhes, avec expectoration modérée.

— Graviers rendus avec douleur dans la gravelle.

— Eruptions à la peau de syphilides ou de dartres, de boutons ou de furoncles.

— Miliaire fébrile, *poussée,* sueurs, urines abondantes, selles et purgations.

— Bon sommeil, appétit, sécrétions normales rétablies.

Ce sont là autant de présages de guérison. Les eaux minérales ont plus d'une fois guéri des maux qu'elles avaient d'abord aggravés, au commencement de la cure.

Différence inhérente au sexe.

Les femmes guérissent aux eaux et même partout plus difficilement que les hommes, à raison des vicissitudes périodiques de cause sexuelle. On est même quelquefois obligé, à ces époques prévues de troubles fonctionnels, d'administrer un narcotique quelconque pour rompre à de fâcheuses influences pouvant interrompre ou entraver la guérison. C'est le moyen de maintenir la cure dans des voies favorables et progressives.

Remarques qui intéressent la guérison.

En été, et principalement dans les étés ardents, les eaux minérales ont toujours plus de puissance, ce qui ne veut pas dire des vertus constamment plus efficaces, attendu que l'excès de leur action est quelquefois un grave inconvénient pour la cure.

— Les malades que guérissent les eaux thermales ont de grandes chances de rechute quand reviennent les temps froids.

— Parmi les choses dont il est fait usage aux eaux, il en est qui secondent l'effet des eaux; il en est d'autres qui le contrarient ou le neutralisent; et d'autres qui l'exagèrent jusqu'au danger.

— Associer des médicaments à l'usage des eaux est le vrai moyen d'ignorer l'effet véritable des eaux.

Il est vrai de dire toutefois, qu'il est des traitements spéciaux que les bains d'eau thermale rendent plus efficaces.

— Il est essentiel qu'un malade qui revient des eaux, quel qu'ait pu être ou paraître le premier effet de celles-ci, s'abstienne durant trois mois pour le moins de toute autre médication, de tout autre traitement. Beaucoup de médecins pensent que les eaux minérales ont des effets consécutifs. D'autres sont convaincus qu'on ne peut juger de leur efficacité qu'après que l'organisme vivant a récupéré son équilibre normal, que la chaleur et le voyage dérangent et altèrent presque toujours. — *Trois mois au moins sans nouveau traitement*, voilà ce qu'indique la prudence.

Influence qu'ont les intempéries sur les cures thermales.

Il est des eaux pour lesquelles les vicissitudes météorologiques sont toujours fâcheuses. Il en est ainsi pour les eaux douces et faibles, comme celles de Bonnes, de Saint-Sauveur, de Néris, de Cambo, de Luxeuil, d'Avène, et même pour celles de Plombières. Ici les intempéries sont toujours fâcheuses, les longues pluies regrettables, les étés froids funestes ; par la raison que ces eaux sont faibles, peu excitantes ; et par cette autre raison, que les malades qui s'adressent à elles et leur demandent guérison, sont extrêmement influençables.

Mais quand il s'agit d'eaux puissantes qui dominent les influences étrangères, — d'eaux stimulantes comme celles de Luchon, de Bourbonne, du Mont-Dore, dont l'énergique action est exposée à dépasser le but, dans ce cas, les intempéries sont quelquefois utiles plutôt que nuisibles. Les étés froids et pluvieux, on ne voit pas s'y reproduire les accidents qu'ont quelquefois et désastreusement multipliés les saisons sèches, les étés brûlants. Lorsque la saison est pluvieuse, les eaux minérales sont en effet moins tourmentantes, le sommeil moins agité, les maladies moins fébriles. On peut alors se dispenser de mitiger les eaux, d'interrompre le traitement ou de l'abréger.

Et, d'ailleurs, les chances d'effets subséquents restent intactes ; les effets actuels sont seuls compromis, empéchés, affaiblis ou ajournés, alors qu'il s'agit d'intempéries; tandis que les accidents qui ont leur source dans une saison trop ardente, sont presque toujours irréparables.

Quelques aphorismes sur les maladies chroniques.

— Il est des maladies qu'il ne faut pas guérir; de ce nombre sont : d'anciens ulcères sur des vieillards vivant bien; — des fistules en des personnes qui toussent la nuit; — des dartres subsistant depuis des années sans affecter la santé; — des suppurations des oreilles, des narines ou des yeux dans un âge avancé.

— Il est des maux qu'on ne peut pas guérir : — la maladie de Pott; — des tumeurs blanches avancées; — la plupart des phthisies, si des crachements de sang et la maigreur en ont signalé les débuts.

— Il est des maux que l'âge guérit fréquemment : — les palpitations du cœur; — les rifles et de certaines dartres; certains engorgements; — la myopie, etc.

— Il en est que la diète et la détresse guérit : — la goutte, la gravelle urique, la pléthore; — la gastrite; — les hémorrhoïdes; — l'obésité; — les pertes actives; — et même l'hystérie.

— Il en est que le mariage et la maternité guérissent.

— Il en est que la fortune guérit : — les scrofules ; — le carreau ; — certains catarrhes.

— Il en est que le repos guérit : — les entorses ; — de certaines pleurodynies ; — des douleurs deltoïdes ; — les cors, etc.

— Il en est que le bonheur guérit : — la mélancolie ; l'hypochondrie ; — la nostalgie, de certaines chorées et névralgies, des tics nerveux, etc.

— Il en est que les climats chauds et les travaux pénibles guérissent : — des maladies tertiaires ; — des tumeurs persistantes, des périostoses, etc.

— Il en est enfin que les eaux thermales excellent à guérir, de ce nombre sont : — les éruptions chroniques ; — les rhumatismes articulaires ; — les arthrites chroniques ; — des caries ; — les sécrétions morbides ; — les catarrhes pulmonaires et les bronchites ; — les douleurs du larynx ; — les scrofules ; — certaines névralgies et la gravelle, etc., etc.

Extrait d'Instructions pour MM. les médecins inspecteurs des eaux minérales.

« ..... Enfin, puisque nous parlons de recherches de physique et des eaux sulfureuses, nous recommandons à MM. les inspecteurs de ne point négliger l'histoire de la barégine, de la sulfuraire et des autres conferves qu'on rencontre en de pareilles sources, non plus qu'aucune des études qui en compléteraient l'histoire naturelle, que d'excellents esprits ont déjà fort avancée.

« Si de temps à autre, inspiré par son zèle, M. l'inspecteur veut faire l'historique de l'établissement qu'il dirige au moins par ses conseils, il devra rédiger ce travail en dehors de son rapport officiel. C'est là qu'il pourra relater avec soin et les anciennes mesures thermométriques dont il sera resté des témoignages, et les différents noms qu'auront pu porter des sources identiques à des époques distinctes, les cures bien constatées qui s'y seront accomplies, de même que les accidents observés par lui-même ou ses prédécesseurs.....

« ..... Quant aux observations particulières et circonstanciées, le médecin inspecteur est prié de parler de préférence des malades sur lesquels les eaux auront manifesté le plus d'action, soit en bien, soit en mal, pour guérir ou pour aggraver. Toutefois il ne négligera pas d'indiquer dans quels cas morbides elles seront restées sans effet quelconque. Et lorsqu'il aura à mentionner des guérisons incontestables, il les choisira parmi les malades qui se seront bornés au traitement hydrologique , secondé d'une sage hygiène, et non parmi ceux qui n'auraient été soulagés ou guéris qu'après, avoir employé, concurremment avec les eaux, un traitement auxiliaire médicamenteux.

« C'est une opinion maintenant accréditée que les eaux minérales continuent d'agir longtemps après qu'on a cessé d'en faire usage. L'Académie invite MM. les inspecteurs à recueillir très-soigneusement les faits positifs qui seraient de nature à confirmer ou à modifier cette opinion. Sans prétendre devancer des informations ultérieures, nous dirons dès à présent qu'il est difficile de se préserver de toute illusion au sujet de ces guérisons consécutives, que nous ne récusons pas, mais qu'on a peut-être trop exclusivement attribuées à l'effet des eaux..... (Voir ce que nous avons dit là-dessus à la fin de l'*Introduction*.)

« Messieurs les médecins inspecteurs feraient bien de rapprocher, sans partialité, des cas de guérison qu'ils ont pu obtenir, d'autres traitements moins heureux, comme il s'en rencontre toujours en toute espèce de pratique et de clientèle. Ils savent par experience que des succès trop constants inspirent toujours quelque surprise, sans parler de l'incrédulité. Mais nous les engageons à préciser, autant qu'ils pourront, dans quelles conditions d'âge, de régime, de tempérament et d'aptitude thérapeutique, ils auront échoué ou réussi ; quel était le degré de la maladie, ses principaux symptômes, sa durée, ses progrès, sa variété, ses complications, et par quels autres remèdes on l'avait déjà et vainement combattue. Tout varie tellement d'homme à homme, et surtout de malade à malade, qu'on finirait par douter d'un remède qui agirait identiquement dans des cas si dissemblables à tant de titres. Ce n'est en effet pour tous les malades, ni le même âge, ni la même constitution, ni les mêmes habitudes de régime, d'occupations et de société, ni les mêmes conditions de fortune, ni le même caractère. Ce ne sont d'ailleurs ni les mêmes causes qui ont occasionné le mal, ni exactement les mêmes symptômes qui le divulguent, ni les mêmes complications, ni surtout les mêmes épreuves quant aux traitements antérieurs. On aura beau dissimuler, l'homme devenu malade par l'effet des excès diffère de celui dont des privations ont ruiné la santé; l'habitant des campagnes ressentira l'influence d'une société bruyante et variée bien autrement que l'habitant des villes. L'homme d'affaires, l'homme sujet aux veilles, aux fatigues, goûtera le repos et l'incurie d'un traitement thermal bien plus salutairement qu'un désœuvré de profession; enfin, les personnes accoutumées à la modération et à la sobriété, éprouveront plus efficacement l'excitation thermale que celles à qui l'intempérance serait devenue familière. »

(Rapport sur les Eaux minérales et Instructions pour MM. les inspecteurs, lus et présentés à l'Académie impériale de médecine, au nom de la commission d'hydrologie, par le docteur Isid. Bourdon, rapporteur.)

BULLETIN DE L'ACADÉMIE, t. XIV.

Décret impérial concernant l'inspection des eaux.

Un décret impérial en date du 28 janvier 1860, rendu
sur le rapport du ministre de l'agriculture, du commerce
et des travaux publics, prescrit quant à la surveillance des
sources minérales 36 dispositions dont voici les principales :

Art. 1er. Un médecin inspecteur est attaché à toute localité comprenant un ou plusieurs établissements d'eaux minérales naturelles dont l'exploitation est reconnue comme
devant donner lieu à une surveillance spéciale, sous la réserve mentionnée en l'art. 5 ci-après.

Une même inspection peut comprendre plusieurs localités
dans sa circonscription lorsque le service le comporte.

Art. 2. Dans le cas où les nécessités du service l'exigent, un ou plusieurs médecins peuvent être adjoints au
médecin inspecteur, sous le titre d'inspecteurs adjoints, à
l'effet de remplacer le titulaire en cas d'absence, de maladie ou de tout autre empêchement.

Art. 3. Le ministre de l'agriculture, du commerce et
des travaux publics nomme et révoque les médecins inspecteurs et les médecins inspecteurs adjoints.

Art. 4. Les inspections médicales sont divisées en trois
classes, suivant le revenu de l'ensemble des établissements qui sont compris dans la localité ou la circonscription. La première classe se compose des inspections
où l'ensemble des établissements donne un revenu de
10,000 francs; la seconde, des inspections où ce revenu
est de 5,000 à 10,000 francs; la troisième, des inspections où ce même revenu est de 1,500 à 5,000 francs.

Art. 5. Au-dessous d'un revenu de 1,500 francs il n'y a pas d'inspecteur spécialement attaché à la localité, et l'inspection médicale consiste dans des visites faites par des inspecteurs envoyés en tournée par le ministre de l'agriculture, du commerce et des travaux publics, lorsqu'il le juge convenable.

Art. 6. Le tableau de classement des inspections médicales est arrêté par le ministre. Il est revisé tous les cinq ans, sans préjudice du classement des établissements nouveaux qui seraient ouverts dans l'intervalle.

La base du classement est la moyenne des revenus des cinq dernières années, calculés comme il est dit à l'article 28 ci-après.

Art. 7. Les traitements affectés aux médecins inspecteurs sont réglés ainsi qu'il suit :

Dans les inspections de

1re classe. . . . .   1,000 fr.

2e classe.   800

3e classe.   600

Art. 8. Les inspecteurs adjoints ne reçoivent pas de traitement, sauf le cas où ils auraient remplacé le médecin inspecteur pendant une partie notable de la saison, et, dans ce cas, il leur est allouée une indemnité prise sur le traitement de l'inspecteur et fixée par le ministre.

Art. 9. Pendant la saison des eaux, le médecin inspecteur exerce la surveillance sur toutes les parties de l'établissement affectées à l'administration des eaux et au traitement des malades, ainsi que sur l'exécution des dispositions qui s'y rapportent.

Les dispositions du paragraphe précédent ne peuvent être entendues de manière à restreindre la liberté qu'ont les malades de suivre la prescription de leur propre médecin, ou d'être accompagnés par lui, s'ils le demandent.

Art. 10. Les inspecteurs ne peuvent rien exiger des malades dont ils ne dirigent pas le traitement, ou auxquels ils ne donnent pas de soins particuliers.

Art. 11. Ils soignent gratuitement les indigents admis à faire usage des eaux minérales, a moins que ces malades ne soient placés dans des maisons hospitalières où il serait pourvu à leur traitement par les autorités locales.

Art. 12. Les médecins inspecteurs ou inspecteurs adjoints ne peuvent être intéressés dans aucun des établissements qu'ils sont chargés d'inspecter.

Art. 13. Lorsque les besoins du service l'exigent, l'administration fait visiter par les ingénieurs des mines les établissements thermaux de leur circonscription.

Les frais des visites spéciales faites par les ingénieurs des mines, en dehors de leurs tournées régulières, sont imputés sur la somme annuelle fournie par les établissements d'eaux minérales, conformément à l'article 18 de la loi du 14 juillet 1856.

Art. 14. Le médecin inspecteur et l'ingénieur des mines informent le préfet des contraventions et des infractions aux réglements sur les eaux minérales qui viennent à leur connaissance. Ils proposent, chacun en ce qui le concerne, les mesures dont la nécessité leur est démontrée.

Art. 15. L'usage des eaux n'est subordonné à aucune permission, ni à aucune ordonnance de médecin.

Suivent des dispositions relatives aux conditions d'ordre et de salubrité de même qu'aux bases et au mode de répartition des frais de surveillance et d'inspection des établissements d'eaux naturelles, etc.

TABLE

FIN DE LA TABLE.

Typ. GUIRAUDET, place de la Mairie, 2, à Neuilly.

TYP. GUIRAUDET, 2, PLACE DE LA MAIRIE, A NEUILLY